读经典　学养生

中国健康传媒集团
中国医药科技出版社

SHE SHENG SAN YAO

摄生三要

XIU LING YAO ZHI

修龄要指

SHE SHENG XIAO XI LUN

摄生消息论

明
袁了凡
著

明
冷谦
著

元
丘处机
著

主　编

刘晓峰　陈子杰

内容提要

《摄生消息论》《修龄要指》《摄生三要》是金元时期至明代的三部养生著作。见于三书篇幅不大,并同载于清代曹溶所编的《学海类编》,故将三书合而为一进行注释。本书遴选精善底本,进行严格校勘;正文按照段落注释疑难字词、中医术语和各种文化常识;为了让读者阅读起来更轻松,书中还配有精美插图。全书内容丰富,图文并茂,特别适合广大中医爱好者阅读使用。

图书在版编目(CIP)数据

摄生消息论;修龄要指;摄生三要 / (元)丘处机,(明)冷谦,(明)袁了凡著;刘晓峰,陈子杰主编.—北京:中国医药科技出版社,2017.7

(读经典 学养生)

ISBN 978-7-5067-9155-7

Ⅰ.①摄… Ⅱ.①丘… ②冷… ③袁… ④刘… ⑤陈… Ⅲ.①养生(中医)–中国–元代②养生(中医)–中国–明代 Ⅳ.①R212

中国版本图书馆CIP数据核字(2017)第052374号

摄生消息论 / 修龄要指 / 摄生三要

美术编辑　陈君杞
版式设计　大隐设计

出版	中国健康传媒集团｜中国医药科技出版社
地址	北京市海淀区文慧园北路甲 22 号
邮编	100082
电话	发行:010-62227427　邮购:010-62236938
网址	www.cmstp.com
规格	787×1092mm ¹/₃₂
印张	5
字数	59 千字
版次	2017 年 7 月第 1 版
印次	2024 年 3 月第 4 次印刷
印刷	大厂回族自治县彩虹印刷有限公司
经销	全国各地新华书店
书号	ISBN 978-7-5067-9155-7
定价	16.00 元

获取新书信息、投稿、为图书纠错,请扫码联系我们。

丛书编委会

主　审

翟双庆

主　编

张小勇　林　燕　李　建　刘丹彤　刘晓峰
张　戬　禄　颖　吴宇峰　张　聪　陈子杰

编　委

白俊杰　王红彬　寇馨云　牛逸群　李伊然
陈小愚　刘轶凡　史雨宸　温笑薇　贾思涵
宋慧荣　罗亚敏　杨学琴　李文静　常孟然
　　　　马淑芳　赵程博文

本书编委会

主　编

刘晓峰　陈子杰

副主编

张小勇　刘丹彤　吴宇峰

出版者的话

　　中医养生学有着悠久的历史和丰富的内涵，是中华优秀文化的重要组成部分。随着人们物质文化生活水平的不断提高，广大民众越来越重视健康，越来越希望从中医养生文化中汲取对现实有帮助的营养。但中医学知识浩如烟海、博大精深，普通民众不知从何入手。为推广普及中医养生文化，系统挖掘整理中医养生典籍，我社精心策划了这套"读经典 学养生"丛书，从浩瀚的中医古籍中撷取20种有代表性、有影响、有价值的精品，希望能满足广大读者对养生、保健、益寿方面知识的需求和渴望。

　　为保证丛书质量，本次整理突出了以下特点：①力求原文准确，每种古籍均遴选精善底本，加以严谨校勘，为读者提供准确的原文；②每本书都撰写编写说明，介绍原著作者情况，该书主要内容、阅读价值及其版本情况；③正

1

文按段落注释疑难字词、中医术语和各种文化常识，便于现代读者阅读理解；④每本书都配有精美插图，让读者在愉悦的审美体验中品读中医养生文化。

需要提醒广大读者的是，对古代养生著作中的内容我们也要有去粗取精、去伪存真的辩证认识。"读经典 学养生"丛书涉及大量的调养方剂和食疗方，其主要体现的是作者在当时历史条件下的养生方法，而中医讲究辨证论治、因人而异，因此，读者切不可盲目照搬，一定要咨询医生针对个体情况进行调养。

中医养生文化博大精深，中国医药科技出版社作为中央级专业出版社，愿以丰富的出版资源为普及中医药文化、提高民众健康素养尽一份社会责任，在此过程中，我们也期待读者诸君的帮助和指点。

中国医药科技出版社

2017 年 3 月

总序

养生（又称摄生、道生）一词最早见于《庄子》内篇。所谓生，就是生命、生存、生长之意；所谓养，即保养、调养、培养、补养、护养之意。养生就是根据生命发展的规律，通过养精神、调饮食、练形体、慎房事、适寒温等方法颐养身心、增强体质、预防疾病、保养身体，以达到延年益寿的目的。纵观历史，有很多养生经典著作及专论对于今天学习并普及中医养生知识，提升人民生活质量有着重要作用，值得进一步推广。

中医养生，源远流长，如成书于西汉中后期我国现存最早的医学典籍《黄帝内经》，把养生的理论和方法叫作"养生之道"。又如《素问·上古天真论》云："上古之人，其知道者，法于阴阳，和于术数，食饮有节，起居有常，不妄作劳，故能形与神俱，而尽终其天年，度百岁乃去。"此处的"道"，就是养生之道。

需要强调的是，能否健康长寿，不仅在于能否懂得养生之道，更为重要的是能否把养生之道贯彻应用到日常生活中去。

此后，历代养生家根据各自的实践，对于"养生之道"都有着深刻的体会，如唐代孙思邈精通道、佛之学，广集医、道、儒、佛诸家养生之说，并结合自己多年丰富的实践经验，在《千金要方》《千金翼方》两书中记载了大量的养生内容，其中既有"道林养性""房中补益""食养"等道家养生之说，也有"天竺国按摩法"等佛家养生功法。这些不仅丰富了养生内容，也使得诸家传统养生法得以流传于世，在我国养生发展史上，具有承前启后的作用。

宋金元时期，中医养生理论和养生方法日益丰富发展，出现了众多的养生专著，如宋代陈直撰《养老奉亲书》，元代邹铉在此书的基础上继增三卷，更名为《寿亲养老新书》，其特别强调了老年人的起居护理，指出老年之人，体力衰弱，动作多有不便，故对其起居作息、行动坐卧，都须合理安排，应当处处为老人提供便利条件，细心护养。在药物调治方面，老年人气色已衰，精神减耗，所以不能像对待年轻人那样施用峻猛方药。其他诸如周守忠的《养生类纂》、李鹏飞的《三元参赞延寿书》、王珪的《泰定养生主论》等，也均为养生学的发展做出了不同程度的贡献。

明清之际，先后出现了很多著名养生学家和专著，进一步丰富和完善了中医养生学的内容，如明代高濂的《遵生八笺》从气功角度提出了养心坐功法、养肝坐功法、养脾坐功法、养肺坐功法、养肾坐功法，又对心神调养、四时调摄、起居安乐、饮馔服食及药物保健等方面做了详细论述，极大丰富了调养五脏学说。清代尤乘在总结前人经验的基础上编著《寿世青编》一书，在调神、饮食、保精等方面提出了养心说、养肝说、养脾说、养肺说、养肾说，为五脏调养的完善做出了一定贡献。在这一时期，中医养生保健专著的撰辑和出版是养生学史的鼎盛时期，全面地发展了养生方法，使其更加具体实用。

综上所述，在中医理论指导下，先哲们的养生之道在静神、动形、固精、调气、食养及药饵等方面各有侧重，各有所长，从不同角度阐述了养生理论和方法，丰富了养生学的内容，强调形神共养、协调阴阳、顺应自然、饮食调养、谨慎起居、和调脏腑、通畅经络、节欲保精、益气调息、动静适宜等，使养生活动有章可循、有法可依。例如，饮食养生强调食养、食节、食忌、食禁等；药物保健则注意药养、药治、药忌、药禁等；传统的运动养生更是功种繁多，如动功有太极拳、八段锦、易筋经、五禽戏、保健功等，静功有放松功、内养功、强壮功、意气功、真气运行法等，动静结合功有空劲功、形神桩等。无论选学哪种功法，只要练功得法，持之以恒，都可收到健身防病、益寿延年之效。针灸、按摩、推拿、拔火罐等，也都方便易行，效果显著。诸如此类的方法不仅深受我国人民喜爱，而且远传世界各地，为全人类的保健事业做出了应有的贡献。

本套丛书选取了中医药学发展史上著名的养生专论或专著，加以句读和注解，其中节选的有《黄帝内经》《备急千金要方》《千金翼方》《闲情偶寄》《遵生八笺》《福寿丹书》，全选的有《摄生消息论》《修龄要指》《摄生三要》《老老恒言》《寿亲养老新书》《养生类要》《养生类纂》《养生秘旨》《养性延命录》《饮食须知》《寿世青编》《养生三要》《寿世传真》《食疗本草》。可以说，以上这些著作基本覆盖了中医养生学的内容，通过阅读，读者可以在品味古人养生精华的同时，培养适合自己的养生理念与方法。

　　当然，由于这些古代著作成书年代所限，其中难免有些糟粕或者不合时宜之处，还望读者甄别并正确对待。

翟双庆

2017 年 3 月

编写说明

　　《摄生消息论》《修龄要指》《摄生三要》三本养生学著作系金元时期至明代的三部短篇，内容精炼，各有所重。《摄生消息论》依据《内经》养生经旨，联系儒家、道家养生思想，并结合个人心得，针对春、夏、秋、冬四时的防病调摄原则与方法等分别作了简要的论述，尤偏重于老年养生。《修龄要指》则是作者总结前人养生经验，结合自身养生体会汇编而成，养生方法涉及养性和养命两方面。《摄生三要》从医学的角度，对"精、气、神"的作用进行了阐述，提供了修养的方法，并对佛家、道家常见的修炼方法进行了评论。

　　鉴于三书篇幅不大，并同载于清·曹溶所编的综合性丛书《学海类编》中，故将三书合而为一进行注释。其中《摄生消息论》为金元·丘处机所著，该书首见于清·曹溶所刊《学海类编》，现存版本见《学海类编》《颐身集》《道藏精华录》《丛书集成初编》，本书原文以1982年人民卫生出版社《颐身集、内功图说》合刊本为底本，并参考1990年上海古籍出版社《气功·养生丛书》本进行注释，编写过程中有关内容还参考了明· 高濂的《遵生八笺》及2005年齐鲁书社的《丘处机集》。《修龄要指》为明·冷谦所著，现有《学海类编》本、《颐身集》本，本书原文以1920年上海涵芬楼《学海类编》本为底本进行注释。《摄生三要》为明·袁了凡所著，系后人从袁氏《祈嗣真诠》中摘出成书，现存主要版本见于《学海类编》《道藏精华录》，本书原文以1990年上海古籍出版社《气功·养生丛书》为底本，并参考2015年团结出版社《祈嗣真诠》本进行注释。

编者

2017年3月

摄生消息论

【目录】

【目录】

修龄要指

摄生三要

【目录】

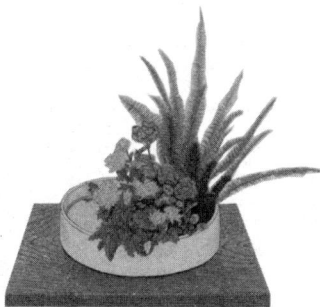

摄生消息论

1

摄生消息论

读经典 学养生

SHE
SHENG
XIAO
XI
LUN

摄生消息论

[简介]

  《摄生消息论》一书，是金元时丘处机所著。丘处机（1148-1227），字通密，号长春子，登州栖霞（山东）人，道教全真派北七子中的核心人物，全真道龙门派创始人，曾以74岁高龄远赴西域劝说成吉思汗止杀爱民。丘处机去世后，元世祖忽必烈褒赠其"长春演道主教真人"称号，人称长春真人。除《摄生消息论》之外，还有《大丹直指》《磻溪集》《鸣道集》等著作。

  《摄生消息录》是丘处机阐述其养生思想的专著，即如何根据天地四时的阴阳生长变化来养生。"摄生"即今之"养生"，"消息"则是指随四时变化而来的阴阳消长。《说文》中云："消，尽也，未尽而将尽也。"《礼·月令注》有"阳生为息"。可见，消与息两者，互相对立，互为终始，正如一年阴阳不断消长，四时轮回变化。丘处机以四时阴阳消长为主线，结合人体脏腑变化，分析了一年四季具体的精神调摄、饮食起居等养生问题。

全书分为春、夏、秋、冬四个部分。每一部分又分为三节，分别对各个季节具体的摄生消息、脏器情况、相脏病法进行了介绍，对前人的养生思想进行了综合与发展。其思想主要来源于《黄帝内经·素问》《千金方》《黄庭内景五脏六腑图》《四气摄生图》《混俗颐生录》等著述。在前人基础上，丘处机强调顺应四时阴阳变化，将调、养、诊、治结合起来，使之成为一套系统、全面、具体的养生理论。

春季
摄生消息

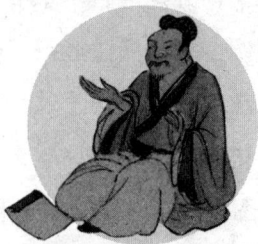

摄生消息论

读经典 学养生

SHE
SHENG
XIAO
XI
LUN

春季
摄生消息

春三月①，此谓发陈②，天地俱生，万物以荣。夜卧早起，广步③于庭，被发④缓行，以使志生⑤，生而勿杀，与而勿夺，赏而勿罚，此养气之应，养生之道也。逆之则伤肝。肝木味酸⑥，木能胜⑦土，土属脾主甘。当春之时，食味宜减酸益甘，以养脾气。

注

①春三月：即阴历的正月、二月、三月。

②发陈：推陈致新，复苏萌发，指草木枝叶舒展。发，萌发。陈，敷陈。

③广步：阔步。

④被（pī）发：披散头发。被，通"披"。

⑤以使志生：使内心的志意发生。

⑥肝木味酸：中医以五脏与五味相对应，即肝、心、脾、肺、肾对应酸、苦、甘、辛、咸。

⑦胜：克制。

　　春阳初升，万物发萌，正二月间，乍寒乍热，高年之人，多有宿疾①，春气所攻，则精神昏倦，宿病发动。又兼去冬以来，拥炉薰衣，啖炙炊煿②，成积至春，因而发泄，致体热头昏，壅隔涎嗽③，四肢倦怠，腰脚无力，皆冬所蓄之疾。常当体候④，若稍觉发动，不可便行疏利之药⑤，恐伤脏腑，别生余疾。惟用消风和气，凉膈化痰之剂，或选食治方中性稍凉利饮食，调停以治，自然通畅，若无疾状，不可吃药。

注

①宿疾：旧有的疾病。

②啖（dàn）炙（zhì）炊煿（bó）：吃烤肉、油煎的食物。啖，吃。炙，烤，此指烤肉。煿，通"爆"，将鱼、肉放在滚油里炸。

③壅隔涎嗽：胸腹壅聚阻塞，上下不通，吐痰咳嗽。
壅，聚集。隔，阻塞。

④体候：体察诊候。

⑤疏利之药：疏导泄利的药物。

　　春日融和，当眺园林亭阁虚敞之处，用摅滞怀①，以畅生气②，不可兀坐③以生他郁。饭酒不可过多，人家自造米面团饼，多伤脾胃，最难消化。老人切不可以饥腹多食，以快一时之口，致生不测。天气寒暄不一④，不可顿去棉衣，老人气弱，骨疏体怯，风冷易伤腠里⑤，时备夹衣，遇暖易之，一重渐减一重，不可暴去。

注

①摅（shū）：舒散。

②生气：生发的气机。

③兀坐：独自闷坐。

④暄：温暖。

⑤腠（còu）里：同"腠理"，指皮肤和肌肉交接的地方。

摄生消息论

读经典 学养生

摄生消息论

SHE
SHENG
XIAO
XI
LUN

春季
摄生消息

刘处士[1]云："春来之病，多自冬至后夜半一阳生[2]，阳气吐，阴气纳，心膈宿热与阳气相冲[3]，两虎相逢，狭道必斗矣。至于春夏之交，遂使伤寒[4]虚热时行之患，良由冬月焙火食炙，心膈宿痰[5]流入四肢之故也，当服祛痰之药以导之，使不为疾。不可令背寒，寒即伤肺，令鼻寒咳嗽。身觉热甚，少去上衣，稍冷莫强忍，即便加服。肺俞五脏之表[6]，胃俞经络之长[7]，二处不可失寒热之节。谚云：'避风如避箭，避色如避乱，加减逐时衣，少餐申后饭[8]'是也。"

注

① 刘处士：即刘词，字好谦，五代元城人，以勇悍闻名，著有《混俗颐生录》。处士，古代称有德才在家隐居而不出仕的人。

② 一阳生：指冬至阳气初动。

③ 冲：冲撞。

④ 伤寒：广义泛指一切外感热病，狭义仅指风寒邪气导致的外感病。虚热：由于气血虚弱引起的发热疾病。时行：流行性的发热疾病。

⑤ 宿痰：又叫"伏痰"，指水饮由于内热的煎熬而成的痰，停留在膈间较久而得名。

摄生消息论

读经典 学养生

SHE
SHENG
XIAO
XI
LUN

春季
摄生消息

⑥肺俞：穴位名，背部第三胸椎棘突下旁开1.5寸，属足太阳膀胱经。内通于肺，因肺主皮毛，故说肺俞是五脏的外表。

⑦胃俞：穴位名，背部第十二胸椎棘突下旁开1.5寸，属足太阳膀胱经。内通于胃，因胃主消化食物，荣养各经络，故说胃俞主长养经络。

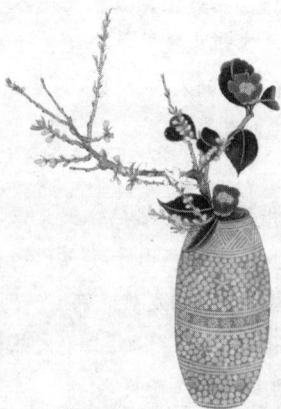

⑧申：十二时辰之一，十五点到十七点。

肝脏春旺

摄生消息论

读经典学养生

SHE
SHENG
XIAO
XI
LUN

肝脏春旺

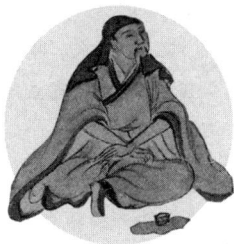

　　肝属木，为青帝①，卦属震②，神形青龙③，象如悬瓠④。肝者，干也。状如枝干，居在下，少近心。左三叶，右四叶，色如缟映绀⑤。肝为心母，为肾子⑥。肝中有三神⑦，名曰爽灵、胎光、幽精也。夜卧及平旦⑧，扣齿⑨三十六通，呼肝神名，使神清气爽。

注

①青帝：道教神仙中五天帝之一，东方的主宰之神，名灵威仰，亦称"苍帝"。

②震：八卦之一，卦形是☳，代表雷，后天八卦中

9

摄
生
消
息
论

读经典 学养生

SHE
SHENG
XIAO
XI
LUN

肝脏春旺

位于东方。

③青龙：古代神话中东方之神，"四象"之一。

④匏（páo）：即瓠，葫芦之属，果实比葫芦大。

⑤缟（gǎo）映绀（gàn）：薄薄的素绢掩映出青红色。
缟，未经染色的绢。绀，微红带深青色。

⑥肝为心母，为肾子：五行中肝属木，心属火，肾属水。
按五行相生，水生木，木生火，即肾生肝，肝生心。

⑦三神：指三魂，道教认为人有三魂七魄，其中三
魂藏于肝。

⑧平旦：黎明，指寅时，即清晨 3 时至 5 时。

⑨扣齿：上下牙齿叩击的一种养生方法，可以健齿、
固齿。上下门牙相叩称为"鸣天鼓"，用于集神；
左侧牙相叩称为"撞天钟"，用于避邪秽；右侧
牙相叩称为"击天磬"，用于驱凶恶。

目为之宫①，左目为甲，右目为乙②。男子
至六十，肝气衰，肝叶薄，胆渐减，目即昏昏然。
在形为筋，肝脉合于木，魂之藏也。于液为泪，
肾邪入肝，故多泪。六府③，胆为肝之府，胆
与肝合也。故肝气通则分五色④，肝实则目黄赤。
肝合于脉⑤，其荣⑥爪也，肝之合也，筋缓弱脉
不自持者，肝先死也。日为甲乙，辰为寅卯，
音属角⑦，味酸，其臭臊膻⑧。心邪入肝则恶膻。

<h2 align="center">注</h2>

①目为之宫：眼睛是肝的宫室，中医认为肝开窍于目。

②左目为甲，右目为乙：中医理论将十天干、五脏、五方与五行相配，其中甲乙、肝、东方属木，甲为阳木，乙为阴木。肝开窍于目，阳气升于左，阴气降于右，故左目配甲，右目配乙。

③六府：府通"腑"，六腑即胆、胃、三焦、膀胱、小肠、大肠。

④五色：即青、赤、黄、白、黑五种颜色。

⑤肝合于脉：应为"肝合于筋"，参考后文"心合于脉""肺合于皮""肾合于骨"。

⑥荣：荣养。中医理论认为，肝主筋，爪为筋之余，故肝主荣养筋与爪。

⑦角（jué）：中国古代五音的第三音，五行属木，对应于肝。五音即宫、商、角、徵、羽。

⑧臭（xiù）：气味。五臭为臊、焦、香、腥、腐。

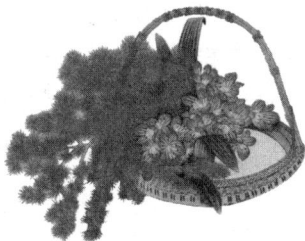

颢

读经典 学养生

摄生消息论

SHE
SHENG
XIAO XI
LUN

肝脏春旺

肝之外应东岳①，上通岁星②之精。春三月，常存③岁星青气入于肝。故肝虚者，筋急④也；皮枯者，肝热也；肌肉斑点者，肝风也。人之色青者，肝盛也；人好食酸味者，肝不足也；人之发枯者，肝伤也；人之手足多汗者，肝方无病。肺邪入肝则多哭。治肝病当用嘘⑤为泻，吸为补。其气仁⑥，好行仁惠伤悯之情，故闻悲则泪出也。

注

① 东岳：泰山，五岳之一，在今山东泰安境内。

② 岁星：中国古代对木星的称谓，又名"重华""应星"，因其绕行天球一周为十二年，与地支纪年法的周期相同，所以用以纪年。

③ 存：存想，又称存神、存思，指意念的专注想象，是道教的一种修炼方法。

④ 急：拘急不柔和。

⑤ 嘘（xū）：用口缓缓吐气发出"嘘"的声音。六字诀养生法中，"嘘"字与肝气相应，可以疏泄肝气。六字诀为：呵字理心气；呼字理脾气；呬字理肺气；嘘字理肝气；吹字理肾气；嘻字理三焦气。

⑥ 其气仁：肝属木，体阴而用阳，阴阳气血柔润平和，性刚直而有仁心。古人认为"五德"与五脏之间有对应关系，即仁、义、礼、智、信分别对应肝、肺、心、肾、脾。

　　故春三月，木旺，天地气生，欲安其神者，当泽及群刍①，恩沾庶类②，无竭川泽，毋洒陂塘，毋伤萌芽，好生勿杀，以合太清③，以合天地生育之气。夜卧早起，以合乎道。若逆之，则毛骨不荣，金木相克，而诸病生矣。

注

①群刍（chú）：即各种草食动物。刍，吃草的牲口。

②庶（shù）类：众多种类的生物。庶，众也。

③太清：指天空、天道。

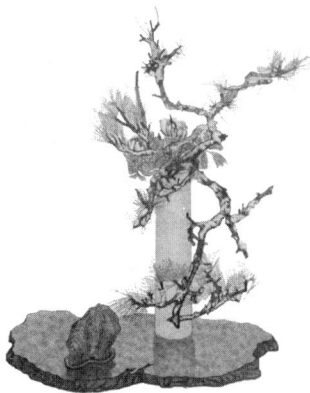

摄生消息论

读经典 学养生

SHE
SHENG
XIAO
XI
LUN

相肝脏病法

相肝脏病法

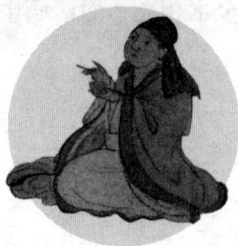

　　肝热者，左颊赤。肝病者，目夺①而胁下痛引小腹，令人喜怒。肝虚则恐，如人将捕之。实则怒，虚则寒，寒则阴气壮，梦见山林。肝气逆②，则头痛、耳聋、颊肿。肝病欲散，急食辛以散，用酸以补之。当避风，肝恶风也。

注

①目夺：因眼力被损耗而眼神无光。

②肝气逆：肝气上逆。

肝病，脐左有动气，按之牢若痛①，支满②，淋溲③，大小便难，好转筋。肝有病，则昏昏好睡，眼生膜，视物不明，飞蝇上下，胬肉攀睛④，或生晕映⑤冷泪，两角赤痒，当服升麻散。

注

①牢：坚牢，紧固。

②支满：支撑胀满。

③淋溲：小便频急，渐沥不断。

④胬（nǔ）肉攀睛：中医病名，主要症状是赘肉由眦角隆起，渐侵入黑睛角膜后日渐增大，以致影响视力。

⑤晕映：眼中光晕相映而视物不清。

摄生消息论　读经典学养生

SHE
SHENG
XIAO
XI
LUN

相肝脏病法

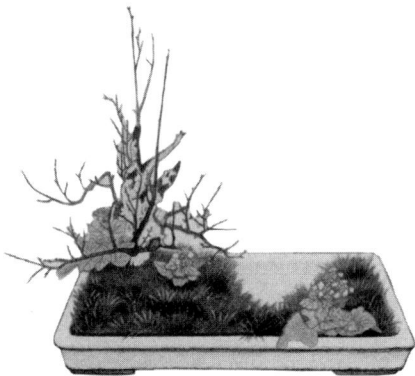

摄生消息论

读经典 学养生

SHE
SHENG
XIAO
XI
LUN

夏季
摄生消息

夏季
摄生消息

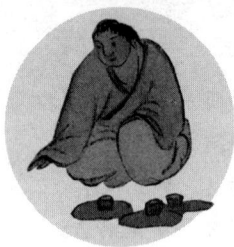

　　夏三月属火，主于长养。心气火旺，味属苦。火能克金，金属肺，肺主辛，当夏饮食之味，宜减苦增辛以养肺。心气当呵以疏之[①]，嘘以顺之。

注

①呵（hē）：用口缓缓吐气发"呵"音，可以疏调心气，治疗心脏疾患。

摄生消息论

读经典 学养生

SHE
SHENG
XIAO
XI
LUN

夏季
摄生消息

　　三伏内，腹中常冷，时忌下利^①，恐泄阴气，故不宜针灸，惟宜发汗。夏至后夜半一阴生^②，宜服热物，兼服补肾汤药。夏季心旺肾衰，虽大热，不宜吃冷淘^③、冰雪、蜜冰、凉粉、冷粥，饱腹受寒，必起霍乱^④。莫食瓜茄生菜，原腹中方受阴气，食此凝滞之物，多为癥块^⑤。若患冷气痰火之人，切宜忌之，老人尤当慎护。

注

① 下利：中医病名，指腹泄的疾病，包括痢疾与泄泻。
② 一阴生：夏至阳气最盛，阳极而生阴。
③ 冷淘：用冷水淘过的食品。
④ 霍乱：中医病名，古代中医把上吐下泻同时发作的疾病都包括在霍乱中，认为这是肠胃挥霍缭乱的现象。
⑤ 癥（zhēng）块：气血淤积或饮食不当导致体内结成的硬块。癥，腹内结块。

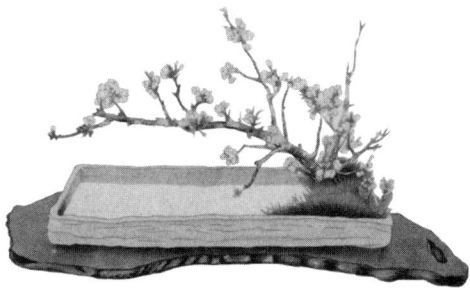

摄生消息论

读经典 学养生

SHE
SHENG
XIAO
XI
LUN

夏季
摄生消息

平居檐下、过廊、街堂、破窗，皆不可纳凉。此等所在虽凉，贼风^①中人最暴。惟宜虚堂净室、水亭木阴，洁净空敞之处，自然清凉。更宜调息^②净心，常如冰雪在心，炎热亦于吾心少减。不可以热为热，更生热矣。

注

①贼风：从孔隙透入不易察觉的风。
②调息：调和呼吸。古代养生方法，通过调和呼吸达到身心安和的状态。息，一呼一吸为一息。

每日宜进温补平顺丸散，饮食温暖，不令大饱，常常进之。宜桂汤^①、豆蔻熟水^②，其于肥腻当戒。不得于星月下露卧，乘便睡着，使人扇风取凉，一时虽快，风入腠里，其患最深。

注

①桂汤：指桂枝汤，主治伤风感冒、自汗盗汗等。
②豆蔻熟水：元陈元靓《事林广记》载"豆蔻熟水"的制作方法："白豆蔻壳捡净，投入沸汤瓶中，密封片时用之，极妙。"豆蔻，性温味辛，能去湿和脾胃。熟水：宋元人常用饮料之一。

攝生消息論

读经典学养生

摄生消息论

SHE
SHENG
XIAO
XI
LUN

夏季
摄生
消息

贪凉兼汗身当风而卧，多风痹①，手足不仁②，语言蹇涩③，四肢瘫痪。虽不人人如此，亦有当时中者，亦有不便中者，其说何也？逢年岁方壮，遇月之满，得时之和，即幸而免，至后还发；若或年力衰迈，值月之空，失时之和，无不中者。

注

①风痹：又称"行痹"或"周痹"，痹症之一，因风寒湿三邪中风邪偏盛，风性动，故表现为肢体酸痛，痛而游走无定处。
②不仁：肢体肌肤麻木。
③蹇（jiǎn）涩：动转艰难滞涩。蹇，困苦，不顺利。

头为诸阳之总，尤不可风，卧处宜密，防小隙微孔，以伤其脑户①。夏三月，每日梳头一二百下，不得梳着头皮，当在无风处梳之，自然去风明目矣。

注

①脑户：脑后枕骨部位，也是人体穴位名，脑户穴位于头部，后发际正中直上2.5寸，枕外隆凸的上缘凹陷处。

摄生消息论

读经典 学养生

SHE
SHENG
XIAO
XI LUN

夏季
摄生消息

《养生论》①曰："夏谓蕃秀②，天地气交，万物华实。夜卧早起，无厌于日③，使志无怒，使华成实，使气得泄，此夏气之应，长养之道④也。逆之则伤心，秋发痎疟⑤，奉收者少⑥，冬至病重⑦。"又曰："夏气热，宜食菽⑧以寒之，不可一于热也。禁饮食汤，禁食过饱，禁湿地卧并穿湿衣。"

注

① 《养生论》：指《黄帝内经·素问·四气调神大论篇》。

② 蕃（fán）秀：茂盛秀美。

③ 无厌于日：不要嫌白天长。

④ 长（zhǎng）养之道：夏天的养生方法。长，形容夏天生长旺盛的特点，四时之气，春生、夏长、秋收、冬藏。

⑤ 痎（jiē）疟（nüè）：病名，泛指疟疾之类。

⑥ 奉收者少：供奉给秋收的基础不足。

⑦ 冬至病重：到了冬天病情加重，冬季水胜，火为所克，故病重。

⑧ 菽（shū）：豆的总称。

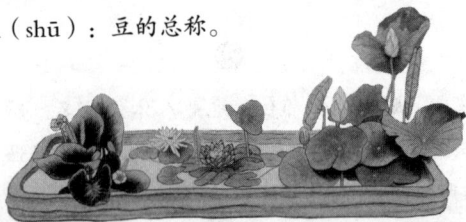

20

心脏夏旺

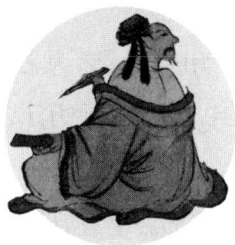

摄生消息论

读经典　学养生

SHE
SHENG
XIAO
XI
LUN

心脏夏旺

　　心属南方火，为赤帝①，神形如朱雀②，象
如倒悬莲蕊。心者，纤也，所纳纤微，无不贯
注，变水为血也。重十二两，居肺下肝上，对
尾鸠③下一寸。（注曰：胸中心口掩下尾鸠也）
色如缟映绛④，中有七孔三毛。上智之人，心
孔通明；中智之人，五孔，心穴通气；下智无孔，
气明不通，无智狡诈。

注

①赤帝：道教神仙中五天帝之一，南方的主宰神，
　字赤熛（biāo）怒。

摄生消息论

读经典 学养生

SHE
SHENG
XIAO
XI
LUN

心脏夏旺

②朱雀：古代神话中的南方之神。

③尾鸠：即鸠尾，又称"蔽心骨"，在胸骨体下方，即胸骨剑突部分。

④绛：深红色。

心为肝子，为脾母①，舌为之宫阙。窍通耳，左耳为丙，右耳为丁②。液为汗，肾邪入心则汗溢。其味苦。小肠为心之腑，与心合。《黄庭经》③曰："心部之宅莲含花，下有童子丹元家④，主适寒热荣卫⑤和，丹锦绯囊披玉罗。"其声徵⑥，其臭焦⑦，故人有不畅事，心即燋燥。心气通则知五味，心病则舌燋，卷而短，不知五味也。其性礼⑧，其情乐⑨。

注

①心为肝子，为脾母：中医认为肝木生心火，心火生脾土。

②左耳为丙，右耳为丁：心属火开窍于耳，天干中丙丁属火，丙为阳火，丁为阴火，阳升于左，阴降于右，故左耳为丙，右耳为丁。

③《黄庭经》：道教经典《上清黄庭内景经》。

④童子丹元家：心神丹元童子的住处。

⑤荣卫：中医学术语，指荣气（即营气）和卫气，

荣气滋养全身，卫气护卫机体防卫外邪，二者相
互协调共同作用，保证人体的正常生理功能。

⑥徵（zhǐ）：五音的第四音。

⑦燋：通"焦"，五臭之一。

⑧其性礼：心属火，火主礼，心为君主之官，礼治
天下，主宰整个脏腑活动。

⑨其情乐：五脏与五情对应，心、肝、脾、肺、肾
对应喜、怒、思、忧、恐，故心之情属喜乐。

人年六十，心气衰弱，言多错忘。心脉出
于中冲①，生之本，神之处也，主明运用。心
合于脉，其色荣也，血脉虚少，不能荣脏腑者，
心先死也。心合辰之巳午，外应南岳，上通荧
惑②之精。故心风者，舌缩不能言也。血雍者，
心惊也；舌无味者，心虚也；善忘者，心神离也；
重语者，心乱也；多悲者，心伤也；好食苦者，
心不足也；面青黑者，心气冷也；容色鲜好，
红活有光，心无病也。肺邪入心则多言。心通微，
心有疾，当用呵，呵者，出心之邪气也。

注

①中冲：穴位名，位于手中指末节尖端中央，属手
厥阴心包经。针此穴可以苏厥开窍、清心泄热。

读经典学养生
摄生消息论

SHE
SHENG
XIAO
XI
LUN

心脏夏旺

摄生消息论

读经典 学养生

SHE
SHENG
XIAO
XI
LUN

心脏夏旺

②荧惑：又名"赤星""罚星"，即火星，古人认
　为它秉南方火德之精。

　　故夏三月，欲安其神者，则含忠履孝[1]，
辅义安仁，安息火炽，澄和心神，外绝声色，
内薄滋味，可以居高朗，远眺望，早卧早起，
无厌于日，顺于正阳[2]，以消暑气。逆之则肾心
相争，火水相克，火病[3]由此而作矣。

注

①含忠履孝：内含忠心，履行孝道。
②正阳：南方日中之气。
③火病：即心脏的疾病。

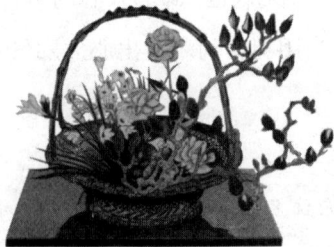

相心脏病法

揖

读经典学养生

摄生消息论

SHE
SHENG
XIAO
XI
LUN

相心脏病法

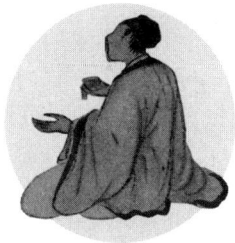

心热者，色赤而脉溢[1]，口中生疮，腐烂作臭，胸膈、肩背、两胁、两臂皆痛。心虚则心腹相引而痛，或梦刀杖、火焰、赤衣、红色之物，炉冶之事，以恍怖[2]人。

注

①脉溢：病名，指毛细血管出血。
②恍怖：精神恍惚恐惧。

摄生消息论

读经典 学养生

SHE
SHENG
XIAO
XI
LUN

相心脏病法

心病欲濡①，急食咸以濡之，用苦以补之，甘以泻之。禁湿衣热食。心恶热及水。心病，当脐上有动脉，按之牢若痛，更苦烦煎，手足心热，口干舌强②，咽喉痛，咽不下，忘前失后。

注

①濡：润泽。

②舌强（jiàng）：舌头僵硬。

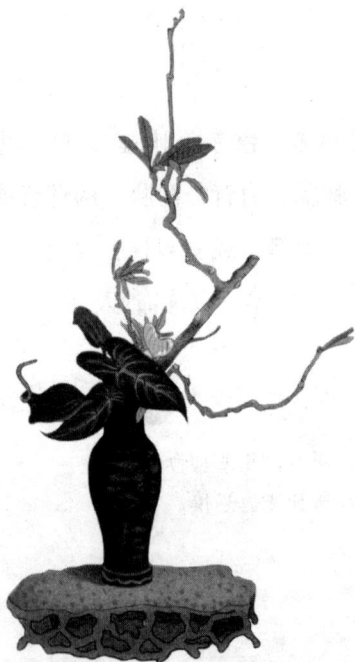

26

秋季
摄生消息

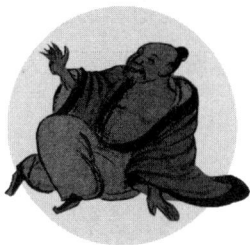

读经典学养生

摄生消息论

SHE
SHENG
XIAO
XI
LUN

秋季
摄生消息

　　秋三月，主肃杀①。肺气旺，味属辛。金能克木，木属肝，肝主酸。当秋之时，饮食之味宜减辛增酸以养肝气。肺盛则用呬②以泄之。立秋以后，稍宜和平将摄③。但凡春秋之际，故疾发动之时，切须安养，量其自性将养。

注

①肃杀：严酷萧条貌，形容深秋草木凋零的景况。

②呬（sī）：用口缓缓吐气发"呬"音，可调理肺脏疾病。

③将摄：将养调摄。

摄生消息论

读经典 学养生

SHE
SHENG
XIAO
XI
LUN

摄生消息

秋季消息

秋间不宜吐并发汗，令人消①烁，以致脏腑不安，惟宜针灸。下痢②，进汤散以助阳气；又若患积劳、五痔③、消渴④等病，不宜吃干饭炙煿并自死牛肉、生鲙⑤、鸡、猪、浊酒、陈臭咸醋，粘滑难消之物，及生菜、瓜果、鲊酱⑥之类。若风气冷病⑦、痃癖⑧之人，亦不宜食。

注

①消：消瘦。烁：销熔，指身体津液消耗。

②下痢：也称"下利"，痢疾和腹泻的统称。

③五痔：病名，指牡痔、牝（pìn）痔、脉痔、肠痔、血痔。

④消渴：病名，以消瘦、口渴为主要症状。

⑤生鲙：生鱼片。鲙，同"脍"，细切的鱼肉。

⑥鲊（zhǎ）酱：用盐、米粉、豆类等和鱼一起腌制的酱。

⑦风气冷病：外感风寒之气而得的病。

⑧痃（xuán）癖（pǐ）：指腹中硬块和饮水不消的病。

若夏月好吃冷物过多，至秋患赤白痢疾兼疟疾者，宜以童子小便二升，并大腹槟榔五个，细剉，同便煎取八合，下生姜汁一合，和收起腊雪水①一钟，早朝空心，分为二服。泻出三

摄生消息论　读经典 学养生

SHE
SHENG
XIAO
XI
LUN

秋季
摄生消息

两行夏月所食冷物，或胸膈有宿水冷脓，悉为此药祛逐，不能为患。此汤名承气，虽老人亦可服之，不损元气。况秋痢又当其时，此药又理脚气②，悉可取效。丈夫泻后两三日，以薤白③煮粥，加羊肾同煮，空心服之，殊胜补药。又当清晨睡觉，闭目叩齿二十一下，咽津，以两手搓热熨眼数次，于秋三月行此，极能明目。

注

①腊雪水：冬至后三天所下的雪，溶化后的水。

②脚气：中医病名，多因外感湿邪风毒或饮食厚味所伤，积湿生热，流注腿脚而成。

③薤（xiè）白：中药名，能通阳散结，行气导滞。用于胸痹心痛，脘腹痞满胀痛，泻痢后重。

又曰：季秋谓之容平①，天气以急，地气以明。早卧早起，与鸡俱兴，使志安宁，以缓秋形②，收敛神气，使秋气平，无外其志，使肺气清，此秋气之应，养收之道也。逆之则伤肺，冬为飧泄③，奉藏者少。秋气燥，宜食麻④以润

摄生消息论

读经典 学养生

SHE
SHENG
XIAO
XI
LUN

秋季
摄生消息

其燥，禁寒饮并穿寒湿内衣。《千金方》⑤曰：
"三秋服黄蓍⑥等丸一二剂，则百病不生。"

注

①容平：形态平定，形容秋季万物不再繁盛。

②秋形：秋天的刑杀之气。形，通"刑"。

③飧（sūn）泄：中医病名。指大便泄泻清稀，并有
　不消化的食物残渣。

④麻：五谷之一，麻子仁有通便润肠的作用。

⑤《千金方》：即《备急千金要方》，共30卷，唐
　代孙思邈著。

⑥黄蓍：中药名，今称"黄芪"，有补气固表、利
　水退肿、托毒排脓、生肌等功效。

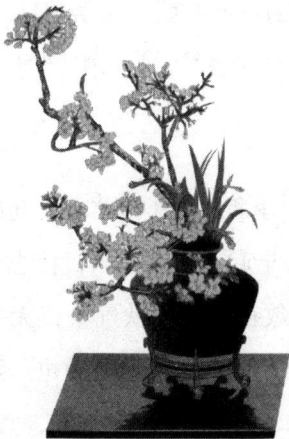

肺脏秋旺

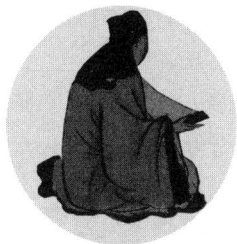

摄生消息论

读经典 学养生

SHE
SHENG
XIAO
XI
LUN

肺脏秋旺

肺属西方金，为白帝^①，神形如白虎^②，象如悬磬^③，色如缟映红。居五脏之上，对胸，若覆盖然，故为华盖^④。肺者，勃也，言其气勃郁^⑤也。重三斤三两，六叶两耳，总计八叶。肺为脾子，为肾母^⑥。下有七魄^⑦，如婴儿，名尸狗、伏尸、雀阴、吞贼、非毒、除秽、辟臭，乃七名也。夜卧及平旦时，叩齿三十六通，呼肺神及七魄名，以安五脏。

摄生消息论

读经典 学养生

SHE
SHENG
XIAO
XI
LUN

肺脏秋旺

注

①白帝：道教神仙中五天帝之一，西方的主宰之神，
名白招拒。

②白虎：古代神话中的西方之神，四象之一。

③磬（qìng）：古代一种打击乐器，用玉、石制成。

④华盖：本指帝王的车盖，因肺在各脏中位居最高，
覆盖其他脏器，故名华盖。

⑤勃郁：排除阻滞。勃，排，推。郁，阻滞，瘀结。

⑥肺为脾子，为肾母：中医理论认为，脾土生肺金，
肺金生肾水，故肺为脾子，为肾母。

⑦七魄：道家认为人身有三魂七魄，其中七魄藏于
肺脏。

鼻为之宫，左为庚，右为辛①。在气为咳，在液为涕，在形为皮毛也。上通气至脑户，下通气至脾中，是以诸气属肺，故肺为呼吸之根源，为传送之宫殿也。肺之脉出于少商②，又为魄门③。久卧伤气，肾邪入肺则多涕。肺生于右，为喘咳。大肠为肺之府，大肠与肺合，为传泻行导之府。鼻为肺之宫，肺气通则鼻知香臭。肺合于皮，其荣毛也，皮枯而毛落者，肺先死也。

注

①左为庚，右为辛：十天干中，庚辛为金，其中庚
为阳金，辛为阴金。肺属金，开窍于鼻，阳气升于左，
阴气降于右，故左为庚，右为辛。

②少商：穴位名，在手拇指末节桡侧，距指甲角0.1
寸，属手太阴肺经。

③魄门：肺魄出入的门户。

　　肺纳金，金受气于寅，生于巳，旺于酉，
病于亥，死于午，墓于丑。为秋，日为庚辛，
辰为申酉。其声商，其色白，其味辛，其臭腥，
心邪入肺则恶腥也。其性义，其情虑。肺之外
应西岳①，上通太白②之精。于秋之王日③，存
太白之气入于肺，以助肺神。

注

①西岳：华山，五岳之一，位于陕西渭南华阴市。

②太白：中国古代对金星的称谓。古人认为它秉西
方金德之精。早晨出现在东方时叫启明，晚上出
现在西方时叫长庚。

③秋之王（wàng）日：秋气旺盛的日子。王，通"旺"。

摄生消息论

SHE
SHENG
XIAO
XI
LUN

肺脏秋旺

肺风者，鼻即塞也；容色枯者，肺干也；
鼻痒者，肺有虫也；多恐惧者，魄离于肺也；
身体黧^①黑者，肺气微也；多怒气者，肺盛也；
不耐寒者，肺劳也，肺劳则多睡；好食辛辣者，
肺不足也；肠鸣者，肺气壅也；肺邪自入^②者，
则好笑；故人之颜色莹白者，则肺无病也。肺
有疾，用呬以抽之^③，无故而呬，不祥也。

注

①黧（lí）：黑里带黄的颜色。
②肺邪自入：邪气直接侵入肺。
③抽之：指排出肺邪。

秋三月，金旺主杀，万物枯损。欲安其魄
而存其形者，当含仁育物，施恩敛容，阴阳分
形^①。万物收杀，雀卧鸡起。斩伐草木，以顺
秋气，长肺之刚，则邪气不侵；逆之则五脏乖^②。
而诸病作矣。

注

①阴阳分形：男女分居。
②乖：抵触，不协调。

摄
生
消
息
论

读经典 学养生

SHE
SHENG
XIAO
XI
LUN

相肺脏病法

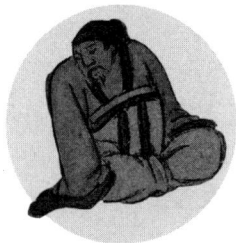

　　肺病热，右颊赤。肺病，色白而毛槁①，喘咳气逆，胸背四肢烦痛。或梦美人交合，或见花旛②衣甲、日月云鹤、贵人相临。肺虚则气短不能调息；肺燥则喉干；肺风则多汗畏风，咳如气喘，且善暮甚。气病上逆，急食苦以泄之。

注

①槁（gǎo）：枯干。

②旛（fān）：同"幡"。

摄生消息论

读经典 学养生

SHE
SHENG
XIAO
XI
LUN

相肺脏病法

又曰：宜酸以收之，用辛以补之，苦以泻之。禁食寒，肺恶寒也。肺有病，不闻香臭，鼻生瘜肉[1]，或生疮疥，皮肤燥痒，气盛咳逆，唾吐脓血，宜服排风散[2]。

注

[1]瘜（xī）肉：古同"息肉"，因黏膜发育异常而形成的像肉质的突起。

[2]排风散：中药散剂，主治鼻塞不通，不闻香臭或生息肉，生疮。

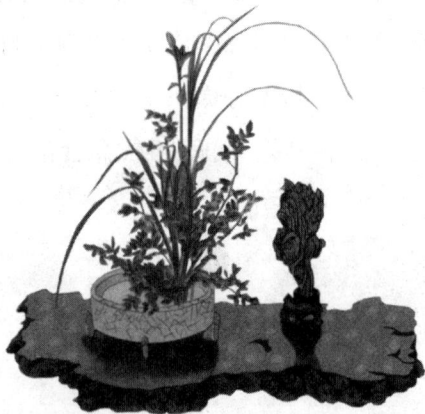

冬季
摄生消息

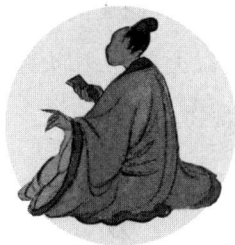

摄生消息

读经典学养生

摄生消息论

SHE
SHENG
XIAO
XI
LUN

冬季
摄生消息

冬三月，天地闭藏①，水冰地坼②，无扰乎阳。早卧晚起，以待日光，去寒就温，毋泄皮肤③。逆之肾伤，春为痿厥④，奉生者少。

注

①闭藏：闭密收藏，冬季阳气内伏闭守。

②地坼（chè）：地冻裂。

③毋（wú）泄皮肤：不要使皮肤毛孔开泄。

④痿厥：手足萎弱无力，冷而不温。

摄生消息论

读经典 学养生

SHE
SHENG
XIAO
XI
LUN

冬季
摄生消息

斯时伏阳在内，有疾宜吐①。心膈多热，所忌发汗，恐泄阳气故也。宜服酒浸补药，或山药酒一二杯，以迎阳气。寝卧之时，稍宜虚歇，宜寒极方加棉衣，以渐加厚，不得一顿便多，惟无寒即已。不得频用大火烘炙，尤甚损人。手足应心，不可以火炙手，引火入心，使人烦燥。不可就火烘炙食物。

注

①吐：使用催吐药或其他能引起呕吐的物理刺激，使停痰宿食或毒物随呕吐排出。

冷药不治热极，热药不治冷极，水就湿，火就燥耳。饮食之味，宜减咸增苦以养心气。冬月肾水味咸，恐水克火，心受病耳，故宜养心。宜居处密室，温暖衣衾①，调其饮食，适其寒温。

注

①衾（qīn）：被子。

不可冒触寒风，老人尤甚，恐寒邪感冒，为嗽逆、麻痹、昏眩等疾。冬月阳气在内，阴气在外，老人多有上热下冷之患，不宜沐浴。阳气内蕴之时，若加汤火所逼，必出大汗。高年骨肉疏薄，易于感动[1]，多生外疾，不可早出以犯霜威。早起服醇酒一杯以御寒，晚服消痰凉膈之药，以平和心气，不令热气上涌。切忌房事，不可多食炙煿、肉面、馄饨之类。

注

[1]感动：外感风寒而扰动阳气。

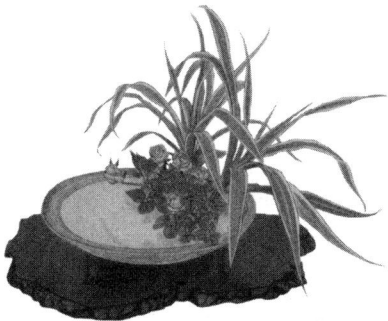

摄生消息论

读经典 学养生

SHE
SHENG
XIAO
XI
LUN

冬季
摄生消息

肾脏冬旺

摄生消息论

读经典 学养生

SHE
SHENG
XIAO
XI
LUN

肾脏冬旺

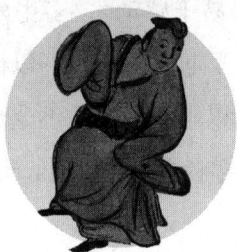

《内景经》①曰："肾属北方水，为黑帝②。"生对脐，附腰脊，重一斤一两，色如缟映紫。主分水气，灌注一身，如树之有根。左曰肾，右名命门③，生气之府，死气之庐，守之则存，用之则竭。

注

①《内景经》：全称《上清黄庭内景经》，相传为晋代女道士魏华存所著。

②黑帝：道教神仙中五天帝之一，北方的主宰之神，名叶光纪。

③命门：中医学名词，为生命之门，人体元气的根本，此处指右肾。

为肝母，为肺子。耳为之官。天之生我，流气而变谓之精，精气往来为之神。神者，肾藏其情智。左属壬，右属癸①，在辰为子亥，在气为吹，在液为唾，在形为骨。久立伤骨，为损肾也。应在齿②，齿痛者，肾伤也。经于上焦，荣于中焦，卫于下焦③。肾邪自入则多唾。膀胱为津液之府，荣其发也。

注

①左属壬，右属癸：十天干中壬癸属水，肾也属水，故左属壬，右属癸。

②应在齿：应合在牙齿，中医理论认为肾主骨，齿为骨之余。

③经于上焦，荣于中焦，卫于下焦：营卫之气经过上焦疏布全身，营气出于中焦，卫气出于下焦。

《黄庭经》①曰："肾部之宫玄阙圆②，中有童子③名上玄，主诸脏腑九液④源，外应两耳百液津。"其声羽，其味咸，其臭腐，心邪入肾则恶腐。凡丈夫六十，肾气衰，发变齿动；七十形体皆困；九十肾气焦枯。骨痿⑤而不能起床者，肾先死也。

摄生消息论

读 经 典 学 养 生

SHE
SHENG
XIAO
XI
LUN

肾脏冬旺

（注）

①《黄庭经》：即上《内景经》。

②玄阙圆：喻指肾之外部形色为黑中带红的卵圆形。
　　玄，黑中带红的颜色。

③童子：指肾脏神。

④九液：道教语，九窍的津液。

⑤骨痿：中医病名，症见腰背酸软，难于直立，下
　　肢痿弱无力。

　　肾病则耳聋骨痿。肾合于骨，其荣在髭[1]。
肾之外应北岳，上通辰星[2]之精。冬三月，存辰
星之黑气入肾中存之。人之骨痛者，肾虚也；
人之齿多龃[3]者，肾衰也；人之齿堕者，肾风也；
人之耳痛者，肾气壅也；人之多欠者，肾邪也；
人之腰不伸者，肾乏也；人之色黑者，肾衰也；
人之容色紫而有光者，肾无病也；人之骨节鸣
者，肾羸[4]也。肺邪入肾则多呻。

摄生消息论

读经典 学养生

SHE
SHENG
XIAO
XI
LUN

肾脏冬旺

注

①髭（zī）：口唇上边的胡须。

②辰星：古代对水星的称谓，又称"细极""钩星"，
　　古人认为它秉北方水德之精。

③龃（jǔ）：牙齿上下对不齐。

④羸（léi）：瘦弱。

　　肾有疾，当吹①以泻之，吸以补之。其气智。
肾气沈②滞，宜重吹则渐通也。肾虚则梦入暗处，
见妇人、僧尼、龟鳖、驼马、旗枪，自身兵甲，
或山行，或溪舟。故冬之三月，乾坤气闭，万
物伏藏，君子戒谨，节嗜欲，止声色，以待阴
阳之定，无兢③阴阳，以全其生，合乎太清。

注

①吹：用口缓缓吐气发"吹"音，可调理肾脏疾病。

②沈：通"沉"。

③无兢（jīng）阴阳：不要使阴阳相争。兢，战栗，
　　恐惧。

摄生消息论
读经典 学养生

SHE
SHENG
XIAO
XI
LUN

相肾脏
病法

相肾脏
病法

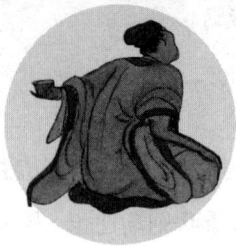

肾热者，颐赤[1]。肾有病，色黑而齿槁，腹大体重，喘咳，汗出，恶风。肾虚则腰中痛。肾风之状[2]，颈多汗，恶风，食欲下，膈塞不通腹满胀，食寒则泄，在形黑瘦。

注

[1] 颐：下巴。
[2] 肾风之状：此处肾风之状与《黄帝内经·素问·风论篇》胃风相同。

讀經典 學養生

攝生消息論

SHE
SHENG
XIAO
XI
LUN

相腎臟病法

肾燥，急食辛以润之；肾病坚，急食咸以补之，用苦以泻之。无犯热食，无着暖衣。肾病，脐下有动气，按之牢若痛，苦食不消化，体重骨疼，腰胯膀胱冷痛，脚痛或痹①，小便余沥②，疝瘕③所缠，宜服肾气丸④。

注

①痹（bì）：闭阻不通，引申为麻木。
②余沥：余滴，尿不尽。
③疝（shàn）瘕（jiǎ）：指腹痛、腹内结块的病。
④肾气丸：中药丸剂名，有补肾助阳的功效。

上四时调摄养生治病大旨，尽乎此矣！他如《灵》《素》①诸编，皆绪论耳。屠本畯②识。

注

①《灵》《素》：《灵枢》和《素问》。
②屠本畯：字田叔，又字豳叟，号汉陂，晚年自称憨先生、乖龙丈人等，是浙江鄞县（今宁波）人。著有《闽中海错疏》《海味索引》《闽中荔枝谱》《野菜笺》《离骚草木疏补》等书。

45

修龄要指

2

读经典 学养生

修龄要指

XIU
LING
YAO
ZHI

修龄要指

【简介】

　　《修龄要指》是元末明初的著名养生家冷谦所著。冷谦，字启敬，别号龙阳子，生卒年不详，是著名的音乐家、书画家与养生家。冷谦是一个多才多艺的道士，尤其精于养生之道，相传其活到了一百五十岁，所著《修龄要指》一书是中医养生学的代表著作。

　　《修龄要指》共分九篇，包括"四时调摄""起居调摄""延年六字诀""四季却病歌""长生一十六字诀""十六段锦""八段锦导引法""导引却病歌诀"和"却病八则"。其中"四时调摄""起居调摄"两篇，遵照《黄帝内经》中"人以天地之气，四时之法成"的理论，结合人体脏腑的解剖形象和生理功能特点，阐述了春、夏、秋、冬12个月的应时养生和人的生活起居调摄。"延年六字诀""四季却病歌"两篇，发扬了六字诀养生法并将其与季节养生联系起来。"长生一十六字诀"是本书最早记载的道家呼吸吐纳的代表性功法,久久行之,能够百疾不作。"十六段锦""八段锦导引法""导引却病歌诀"和"却病八则"各篇,分别论述了多种导引功法的运用及养生功效,这些功法操作简单、针对性强、疗效确切,是学习健身气功的入门必读资料。

修龄要指

读经典 学养生

XIU
LING
YAO
ZHI

四时调摄

四时调摄

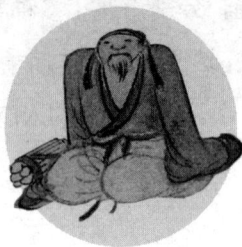

春三月，此谓发陈①。夜卧早起，节情欲以葆生生之气②，少饮酒以防逆上之火③。肝旺脾衰④，减酸增甘。肝藏魂，性仁⑤，属木，味酸，形如悬匏⑥，有七叶，少近心，左三叶，右四叶。着⑦于内者为筋，见⑧于外者为爪，以目为户⑨，以胆为腑，故食辛多则伤肝。治肝用嘘字导引⑩，以两手相重接肩上，徐徐缓缓，身左右各三遍。又可正坐⑪，两手相叉，翻覆向胸三五遍。此能去肝家积聚风邪毒气⑫，不令病作。一春早暮，须念念为之，不可懈惰，使一暴十寒⑬，方有成效。

注

①发陈：推陈致新，复苏萌发，指草木枝叶舒展。发，萌发。陈，敷陈。

②生生之气：指激发推动人体脏腑活动的阳气，特指春季肝胆少阳春升之气。

③逆上之火：酒食内郁化热，伤及五脏的邪火，以肝脏阴虚阳亢的内火为主。

④肝旺脾衰：春季肝木当令，木旺乘土，肝强脾弱，以致脾虚失运，表现为神疲纳呆、腹痛腹泻等症。

⑤性仁：肝属木，体阴而用阳，阴阳气血柔润平和，性刚直而有仁心。古人认为"五德"与五脏之间有对应关系，即仁、义、礼、智、信分别对应肝、肺、心、肾、脾。

⑥悬匏（páo）：倒悬的匏。匏，即瓠，葫芦之属，果实比葫芦大。

⑦着（zhuó）：附着，此处有滋养义。

⑧见：通"现"，表现于外之义。

⑨以目为户：指肝开窍于目。户，门户。

⑩嘘（xū）字导引：用口缓缓吐气发"嘘"音并动作导引，六字诀导引法之一，见本书"延年六字诀"篇。

⑪正坐：又称跨鹤坐，端坐，跪坐。我国古代的居坐方式，就是席地而坐，臀部放于脚踝，上身挺直，双手规矩地放于膝上，身体气质端庄，目不斜视。

⑫风邪毒气：虚邪贼风，邪毒之气，泛指一切外感内伤病邪。

修龄要指

读经典 学养生

XIU
LING
YAO
ZHI

四时调摄

⑬一暴（pù）十寒：语出《孟子·告子上》，原义为虽然是最容易生长的植物，晒一天，冻十天，也不可能生长。比喻学习或工作一时勤奋，一时又懒散，没有恒心。暴，通"曝"。

正月，肾气受病，肺脏气微。减咸酸，增辛辣，助肾补肺，安养胃气。衣宜下厚而上薄，勿骤脱衣，勿令犯风，防夏餐雪①。

二月，肾气微，肝正旺。戒酸增辛，助肾补肝。衣宜暖，令得微汗，以散去冬伏邪②。

三月，肾气以息，心气渐临，木气正旺。减甘增辛，补精益气。勿处淫地③，勿露体三光④下。

注

①防夏餐雪：防止夏天引发的寒性疾病，因春季感受风邪，邪气内伏所致。

②伏邪：外感病邪伏藏于体内。

③淫地：指阴暗、潮湿的地方。

④三光：指日、月、星的光。

胆附肝短叶下，外应瞳神、鼻柱间①。导引，可正坐，合两脚掌，昂头，以两手挽脚腕起摇动，为之三五度。亦可大坐②，以两手拓③地，举身努力④腰脊三五度，能去胆家风毒邪气。

注

①瞳神、鼻柱间：瞳孔与鼻梁间的部位，是胆气外华反应之处。

②大坐：盘腿正坐。

③拓：举，撑托。

④努力：挣努用力，用力挺直。

夏三月，此谓蕃秀①。夜卧早起，伏阴②在内，宜戒生冷。神气散越，宜远房室③。勿暴怒，勿当风，防秋为疟。勿昼卧，勿引饮④，主招百病。心旺肺衰，减苦增辛。心藏神，性礼⑤，属火，味苦，形如倒悬莲蕊。着于内者为脉，见于外者为色，以舌为户，以小肠为腑，故食咸则伤心。治心用呵⑥字导引，可正坐，两手作拳用力，左右互相虚筑⑦各五六度。又以一手按胜⑧，一手向上拓空，如擎石米⑨之重，左右更手行之。

又以两手交叉，以脚踏手中各五六度，间气^⑩为之，去心胸风邪诸疾。行之良久，闭目三咽津^⑪，叩齿^⑫三通而止。

注

① 蕃（fán）秀：茂盛秀美。

② 伏阴：伏藏于体内的阴邪，夏季阳盛于外，体内易被寒邪所伤。

③ 房室：指男女房事。

④ 引饮：举杯而饮，形容快速大量喝水。

⑤ 性礼：心属火，火主礼，心为君主之官，礼治天下，主宰整个脏腑活动。

⑥ 呵（hē）：用口缓缓吐气发"呵"音，可以疏调心气，治疗心脏疾患。详见本书"延年六字诀"篇。

⑦ 虚筑：轻轻敲打。

⑧ 脾（bì）：腿骨，大腿处。

⑨ 石（dàn）米：约一百二十市斤。石，容量单位，十斗为一石。

⑩ 间气：呼气吸气的间隔。

⑪ 津：口中津液。

⑫ 叩齿：上下牙齿叩击的一种养生方法，可以健齿、固齿。上下门牙相叩称为"鸣天鼓"，用于集神；左侧牙相叩称为"撞天钟"，用于避邪秽；右侧牙相叩称为"击天磬"，用于驱凶恶。

四月，肝脏已病，心脏渐壮。增酸减苦，补肾助肝，调养胃气。为纯阳之月[1]，忌入房。

五月，肝气休，心正旺。减酸增苦，益肝补肾，固密精气，早卧早起，名为毒月[2]。君子斋戒[3]，薄滋味，节嗜欲，霉雨淫蒸，宜烘燥衣。时焚苍术[4]，常擦涌泉穴[5]，以袜护足。

六月，肝弱脾旺。节约饮食，远避声色。阴气内伏，暑毒外蒸，勿濯冷[6]，勿当风，夜勿纳凉，卧勿摇扇，腹护单衾[7]，食必温暖。

注

①纯阳之月：农历四月始为纯阳月，已无阴气侵害之虞。

②毒月：农历五月俗称毒月。《农历五月养生》说五月初五、初六、初七、十五、十六、十七、二十五、二十六、二十七为九毒日，五月十四为天地交泰日，一共十天。夫妻禁止同房。犯者大伤元神并损寿。夭亡奇祸不测。

③斋戒：古人祭祀之前，必沐浴更衣，不与妻妾同房，不吃荤，不喝酒，以示虔诚庄敬，称为斋戒。

④苍术（zhú）：中药，有燥湿健脾、祛风散寒、明目的作用。

⑤涌泉穴：足少阴肾经的井穴，是肾经经气所出的部位，位于足底部，蜷足时足前部凹陷处，约当

修龄要指
读经典 学养生

XIU
LING
YAO
ZHI

四时调摄

足底第2、3跖趾缝纹头端与足跟连线的前1/3与后2/3交点上。

⑥濯（zhuó）冷：用冷水洗。濯，洗。

⑦单衾（qīn）：薄被子。衾，被子。

　　脾藏意，性信①，属土，味甘，形如刀镰。着于内者为脏，见于外者为肉，以唇口为户，以胃为腑，故食酸多则伤脾。旺于四季末各十八日②，呼吸橐籥③，调和水火④，会合三家⑤，发生万物，全赖脾土，脾健则身无疾。治脾用呼字导引⑥，可大坐，伸一脚，屈一脚，以两手向后及掣⑦三五度。又跪坐，以两手据地，回头用力作虎视各三五度，能去脾家积聚风邪毒气，又能消食。

注

①性信：脾属土，土气多则性宽和而重信用。

②四季末各十八日：中医理论，脾不主时，主于春、夏、秋、冬四季末各十八日。

③橐（tuó）籥（yuè）：以牛皮制成的助火工具，也是风箱的前身。此处喻指肺吐故纳新的呼吸运动。

④调和水火：即调和心肾，心属火，肾属水。

⑤会合三家：指上文肺、心、肾三脏。

⑥呼字导引：用口缓缓吐气发"呼"音并动作导引，六字诀导引法之一，见本书"延年六字诀"篇。

⑦及掣（chè）：极力牵掣拉引。及，同"极"。

秋三月，此谓容平①。早卧早起，收敛神气，禁吐、禁汗。肺旺肝衰，减辛增酸。肺藏魄，性义②，属金，味辛，形如悬磬③，名为华盖④，六叶两耳，总计八叶。着于内者为肤，见于外者为皮毛。以鼻为户，以大肠为腑，故食苦多则伤肺。治肺用呬字导引⑤，可正坐，以两手据地，缩身曲脊，向上三举，去肺家风邪积劳。又当反拳槌背上，左右各槌三度，去胸臆间风毒闭气。为之良久，闭目咽液⑥，叩齿而起。

注

①容平：形态平定，形容秋季万物不再繁盛。

②性义：肺属金，金主义，金气多者庄肃而重义。

③磬（qìng）：古代一种打击乐器，用玉、石制成。

④华盖：本指帝王的车盖，因肺在各脏中位居最高，覆盖其他脏器，故名华盖。

⑤呬字导引：用口缓缓吐气发"呬"音并动作导引，六字诀导引法之一，见本书"延年六字诀"篇。

⑥咽液：咽下口中津液。

修龄要指

读经典 学养生

XIU
LING
YAO
ZHI

四时调摄

七月，肝心少气①，肺脏独旺。增咸减辛，助气补筋，以养脾胃。安静性情，毋冒极热②，须要爽气③，足与脑宜微凉。

八月，心脏气微，肺金用事。减苦增辛，助筋补血，以养心肝脾胃。勿食姜，勿沾秋露。

九月，阳气已衰，阴气太盛。减苦增甘，补肝益肾助脾胃。勿冒暴风、恣④醉饱。

注

①少气：脏气虚弱。

②毋冒极热：不可触冒暑热。

③爽气：气机调畅，清凉舒爽。

④恣（zì）：放纵，无拘束。

冬三月，此谓闭藏①。早卧晚起，暖足凉脑，曝②背避寒，勿令汗出。目勿近火，足宜常濯。肾旺心衰，减咸增苦。肾藏志，性智③，属水，味咸。左为肾，右为命门④，生对脐，附腰脊。着于内者为骨，见于外者为齿，以耳为户，以膀胱为腑，故食甘多则伤肾。治肾用吹字导引⑤，可正坐，以两手耸托，左右引胁三五度，又将手反着膝⑥，挽肘，左右同捩身⑦三五度，以足前后踏，左右各数十度，能去腰肾风邪积聚。

①闭藏：闭密收藏，冬季阳气内伏闭守。

②曝（pù）：晒太阳。

③性智：肾属水，水主智，水气多者，性聪而情善。

④命门：中医学名词，为生命之门，人体元气的根本，此处指右肾。

⑤吹字导引：用口缓缓吐气发"吹"音并动作导引，六字诀导引法之一，见本书"延年六字诀"篇。

⑥反着膝：交叉按住膝部。

⑦捩（liè）身：扭转身体。

十月，心肺气弱，肾气强盛。减辛苦①，以养肾气。为纯阴之月，一岁发育之功，实胚胎②于此，大忌入房。

十一月，肾脏正旺，心肺衰微。增苦减咸，补理肺胃。一阳方生③，远帷幕④，省言语。

十二月，土旺，水气不行。减甘增苦，补心助肺，调理肾气。勿冒霜雪，禁疲劳，防汗出。

修龄要旨

读经典　学养生

XIU
LING
YAO
ZHI

四时调摄

注

①减辛苦：减少摄入辛味和苦味的食物。

②胚胎：此处作动词，孕育的意思。

③一阳方生：冬至一阳生，阳气初生之义。

④帷幕：原指军中的帐幕，此处指男女房事。

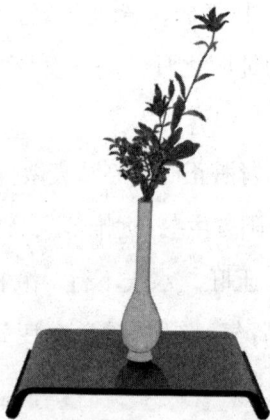

读 经 典 学 养 生

修 龄 要 指

XIU
LING
YAO
ZHI

起居调摄

起居调摄

〔原文〕

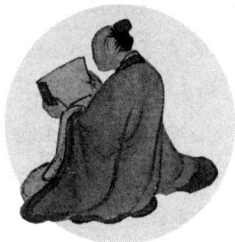

　　平明睡觉①，先醒心，后醒眼。两手搓热，熨眼②数十遍。以睛③左旋右转各九遍，闭住少顷，忽大挣④开，却除风火。披衣起坐，叩齿集神，次鸣天鼓⑤，依呵、呼、呬、吹、嘘、嘻六字诀⑥，吐浊吸清，按五行相生⑦，循序而行一周，散夜来蕴积邪气。随便⑧导引，或进功夫，徐徐栉沐⑨，饮食调和。

（注）

①觉（jué）：醒来。

②熨（yùn）眼：紧贴眼摩拭。

61

读经典 学养生 修龄要指

XIU
LING
YAO
ZHI

起居调摄

③睛：眼珠。

④挣：同"睁"。

⑤鸣天鼓：两手掩耳，即以第二指压中指上，用第
二指弹脑后两骨做响声

⑥呵（hē）、呼（hū）、呬（sī）、吹（chuī）、嘘（xū）、
嘻（xī）六字诀：，见本书"延年六字诀"篇。

⑦五行相生：指上文六字诀顺序，呵（火）、呼（土）、
呬（金）、吹（水）、嘘（木）、嘻（火），按
火生土、土生金、金生水、水生木、木生火顺序。

⑧随便：随时方便

⑨栉（zhì）沐：梳洗。

　　面宜多擦，发宜多梳，目宜常运，耳宜常
凝①，齿宜常叩，口宜常闭，津宜常咽，气宜常提，
心宜常静，神宜常存，背宜常暖，腹宜常摩，
胸宜常护，囊宜常裹②，言语宜常简默③，皮肤
宜常干沐④。

注

①凝：集中精神地听。

②囊宜常裹：阴囊要经常兜裹保暖。

③简默：简洁静默。

④干沐：又称干沐浴，先将双手摩擦令热，然后熨擦、
按摩肢体皮肤，可以疏通经络、祛风散寒。

食饱徐行，摩脐擦背，使食下舒，方可就坐。饱食发痔①，食后曲身而坐，必病中满②。怒后勿食，食后勿怒。身体常欲小劳，流水不腐，户枢不朽③，运动故也。勿得久劳，久行伤筋④，久立伤骨⑤，久坐伤肉⑥，久卧伤气⑦，久视伤神⑧，久听伤精⑨。

修龄要指

读经典 学养生

XIU
LING
YAO
ZHI

起居调摄

注

①饱食发痔：过食肥甘厚腻易患痔疮。

②中满：脘腹胀满。

③户枢不朽：经常转动的门轴就不会朽坏，比喻经常运动的东西不易受侵蚀。出自《三国志·吴普传》："动摇则谷气得消，血脉流通，病不得生，譬有户枢不朽是也。"

④久行伤筋：久行则筋劳，故久行伤筋。

⑤久立伤骨：久立则骨劳，故久立伤骨。

⑥久坐伤肉：久坐气血运行不畅，脾不动，脾主肉，故久坐伤肉。

⑦久卧伤气：久卧肺气难出，肺主气，故久卧伤气。

⑧久视伤神：久视伤目耗血，心血不足，心主神志，故久视伤神。

⑨久听伤精：久听肾用过度，肾精损耗，故久听伤精。

修龄要指

读经典 学养生

XIU
LING
YAO
ZHI

起居调摄

忍小便膝冷成淋①，忍大便乃成气痔②。着湿衣汗衣令人生疮③。夜膳④勿饱，饮酒勿醉，醉后勿饮冷，饱余勿便卧。头勿向北卧，头边勿安火炉。

注

①淋：淋证，症见尿频、尿急、尿痛等。
②气痔：因情绪而发作的痔疮。
③疮：疮疡，体表的肿疡或溃疡。
④夜膳：晚饭。

切忌子后①行房，阳方生而顿灭之，一度伤于百度。大怒交合成痈疽②，疲劳入房，虚损少子，触犯阴阳禁忌③，不惟父母受伤，生子亦不仁不孝。临睡时，调息咽津④，叩齿鸣天鼓。先睡眼，后睡心，侧曲而卧，觉⑤直而伸，昼夜起居，乐在其中矣。

注

①子后：子时之后。子，子时，二十三点到凌晨一点。
②痈（yōng）疽（jū）：发生于体表、四肢、内脏的急性化脓性疾患，是一种毒疮。痈发于肌肉，

红肿高大，多属于阳症；疽发于骨之上，平塌色暗，

多属于阴症。

③阴阳禁忌：指男女房事禁忌。

④咽津：咽口中津液。

⑤觉（jué）：睡醒。

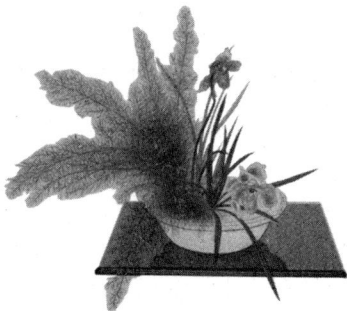

延年
六字诀

修龄要指

读经典 学养生

XIU
LING
YAO
ZHI

延年
六字诀

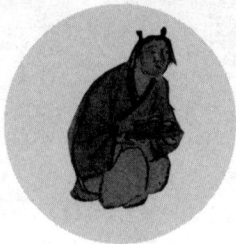

此法以口吐鼻吸，耳不闻声乃妙。

总诀：此行六字工夫，秘要诀也。非此，六气行不到手^①。本经以此导之，若引经耳^②，不可不知。

肝若嘘^③时目瞪睛，肺知呬^④气手双擎，

心呵^⑤顶上连叉手，肾吹^⑥抱取膝头平，

脾病呼^⑦时须撮口，三焦客热卧嘻^⑧宁。

注

①六气：指肝、肺、心、肾、脾、三焦六脏经脉之气。

②引经：指引气到达本经。

66

③嘘（xū）：吐气发"嘘"音，与肝相应，可以疏泄气机、清肝明目。

④呬（sī）：吐气发"呬"音，与肺相应，可以呼浊吸清、宣肺利咽。

⑤呵（hē）：吐气发"呵"音，与心相应，可以通利血脉、养心安神。

⑥吹（chuī）：吐气发"吹"音，与肾相应，可以清泄相火、强肾固精。

⑦呼（hū）：吐气发"呼"音，与脾相应，可以升清降浊、健脾助运。

⑧嘻（xī）：吐气发"嘻"音，与三焦相应，可以泄出浊气、通利三焦。

吹肾气诀

肾为水病①主生门，有病尪羸②气色昏，

眉蹙③耳鸣兼黑瘦，吹④之邪妄立逃奔。

注

①水病：肾属水又主水，故水病责于肾。生门：此指脐。

②尪（wāng）羸（léi）：瘦弱虚羸。昏：昏暗。

③蹙（cù）：皱，收缩。

④吹：指吹肾气诀，下文"呵、嘘、呬、呼、嘻"义同不注。邪妄：病邪。

修龄要指

读经典 学养生

XIU
LING
YAO
ZHI

六字诀 延年诀

呵心气诀

心源烦燥[1]急须呵，此法通神更莫过，
喉内口疮并热痛，依之[2]目下便安和。

注

[1] 心源烦燥：心火亢盛而导致的烦躁不安。烦燥，
同"烦躁"。

[2] 依之：指依法练习。

嘘肝气诀

肝主龙涂[1]位号心，病来还觉好酸辛，
眼中赤色[2]兼多泪，嘘之立去病如神。

注

[1] 龙涂：龙行之途，指肝经循行路线。涂，同"途"。
位号心：五行木生火，此指肝木之火引动心火的
关系。

[2] 眼中赤色：指目赤，多为肝火上炎的表现。

呬肺气诀

呬呬数多作生涎[1]，胸膈烦满[2]上焦痰，

若有肺病急须呬，用之目下自安然。

注

①呬呬数多作生涎：呬字连绵多次引导用作治疗多
痰涎的疾病。

②满：通"懑（mèn）"，闷也。

呼脾气诀

脾宫属土号太仓[1]，痰病[2]行之胜药方，

泻痢肠鸣并吐水，急调呼字免成殃。

注

①太仓：原指古代政府积藏粮食的地方，因《素问》
称脾胃为"仓廪之官"，两者共同完成食物的受
纳与运化，故此处称脾为太仓。

②痰病：中医痰病有广义、狭义两类，此处指广义
的痰。狭义的痰指呼吸系统的分泌物，可吐出。
广义的痰泛指一切体内津液代谢失常导致的体液
凝聚成黏稠的液体，留伏于体内导致病变。

69

嘻三焦诀

修龄要指

读经典 学养生

XIU
LING
YAO
ZHI

延年
六字
诀

三焦①有病急须嘻，古圣留言最上医，
若或通行土壅塞②，不因此法又何知？

注

①三焦：上焦、中焦、下焦的合称，三焦的功能是
通行元气、运行水液。

②土壅塞：指湿邪困脾，三焦通行不利，水液停留，
阻碍脾土的运化以致壅塞。

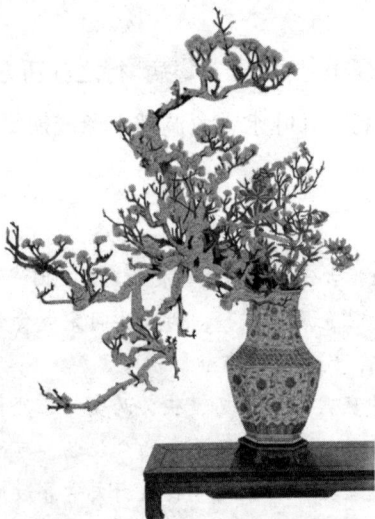

四季却病歌

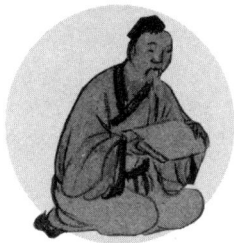

春嘘明目木扶肝①，夏至呵心火自闲②，

秋呬定收金肺润③，肾吹惟要坎中安④，

三焦嘻却除烦热⑤，四季长呼脾化餐⑥，

切忌出声闻口耳⑦，其功尤胜保神丹⑧。

注

①木扶肝：肝属木，补肝养肝之义。

②火自闲：火应心，指心脏安闲功能正常。

③金肺润：肺属金，养肺润肺之义。

④坎中安：坎为水卦，肾为水脏，肾脏无病安然的
　意思。

⑤烦热：心烦发热。

⑥脾化餐：脾运化饮食，指脾脏功能正常。

⑦切忌出声闻口耳：六字诀练习要领，吐气发音之
时，须口不出声、耳不闻声。

⑧保神丹：方剂名称，此处引申为药物治疗方法。

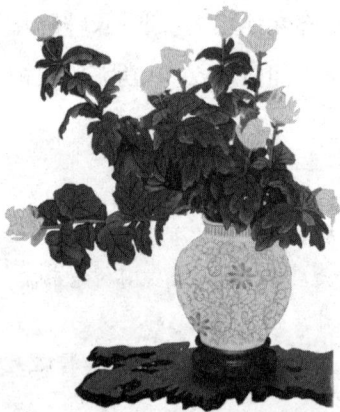

长生
一十六字诀

读经典
学养生

修龄要指

XIU
LING
YAO
ZHI

长生
一十六字诀

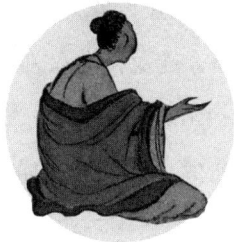

一吸便提，气气归脐；一提便咽，水火相见。

上十六字，仙家名曰十六锭①金，乃至简
至易之妙诀也。无分于在官不妨政事，在俗不
妨家务，在士商不妨本业。只于二六时②中，
略得空闲，及行住坐卧，意一到处，便可行之。

注

①锭（dìng）：金、银等金属的计量单位，即大铸块。
②二六时：二六相乘为一十二，指一天十二个时辰。

　　口中先须漱津①三五次，舌搅上下腭，仍以舌抵上腭，满口津生，连津咽下，汩然②有声。随于鼻中，吸清气一口，以意会及心目寂地③，直送至腹脐下一寸三分丹田④元海之中，略存一存，谓之一吸。随用下部，轻轻如忍便状，以意力提起使归脐，连及夹脊双关⑤、肾门，一路提上，直至后顶玉枕⑥关，透入泥丸⑦顶内，其升而上之，亦不觉气之上出，谓之一呼。一呼一吸，谓之一息，炁⑧既上升，随又似前，汩然有声咽下，鼻吸清气，送至丹田，稍存一存。又自下部，如前轻轻提上，与脐相接而上，所谓气气归脐⑨，寿与天齐矣。

注

①漱津：气功术语，又称漱玉津、搅海。即以舌头在口中搅漱，促进唾液分泌。

②汩（gǔ）然：拟声词，水流的声音。

③心目寂地：指体内，心思目视所不及，外无扰动，故称寂地。

④丹田：即上脐下一寸三分处，因内丹家认为其可结丹如田地生产作物，故称丹田。元海：元气之海，指丹田。

⑤夹脊双关：即夹脊，又称轳辘关，说法不一，一

般认为夹脊双关在人背脊二十四节上下之正中，即背部两肩胛尖中间的空窍。肾门：指命门穴，腰部，当后正中线上，第二腰椎棘突下凹陷中。

⑥玉枕：玉枕穴，属于足太阳膀胱经，位于后发际正中直上 2.5 寸，旁开 1.3 寸，约平枕外粗隆上缘的凹陷处。

⑦泥丸：道教称脑神为精根，字泥丸，此处即指脑。

⑧炁（qì）：同"气"。

⑨气气归脐：指吸入之清气与上提之真气会合于脐下丹田。

凡咽下，口中有液愈妙，无液亦要汩然有声咽之。如是一咽一提，或三五口，或七九，或十二，或二十四口。要行即行，要止即止，只要不忘作为正事，不使间断，方为精进。如有疯疾，见效尤速。久久行之，却病延年，形体变，百疾不作，自然不饥不渴，安健胜常。行之一年，永绝感冒、痞积、逆滞不和、痈疽疮毒等疾，耳目聪明，心力强记，宿疾俱廖①，长生可望。如亲房事，欲泄未泄之时，亦能以此提呼咽吸，运而使之归于元海，把牢春汛，不放龙飞②，甚有益处。所谓造化吾手，宇宙吾心，妙莫能述。

修龄要指

读经典 学养生

XIU
LING
YAO
ZHI

长生
一十六字诀

①瘳（chōu）：病愈。

②把牢春汛，不放龙飞：控制射精，不使精液外泄。

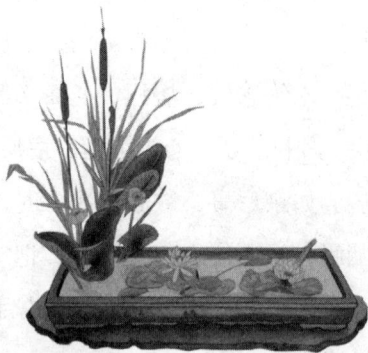

修龄要指

读经典 学养生

XIU
LING
YAO
ZHI

十六段锦

十六段锦①

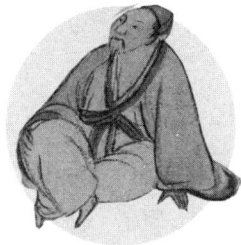

庄子曰②："吹嘘呼吸，吐故纳新，熊经鸟伸③，为寿而已矣。此导引之法，养形之秘，彭祖寿考④之所由也。"其法自修养家所谈，无虑数百端，今取其要约切当⑤者十六条，参之诸论，大概备矣。

注

①锦：指的是上等的丝织品，在中国文化中代表着珍贵而又精美的饰物。古人把这套功法比喻为"锦"，表达了对其健身效果的珍视。

②庄子曰：见《庄子·刻意》。

读经典 学养生
修龄要指

XIU
LING
YAO
ZHI

十六段锦

③熊经鸟伸：像熊一样攀枝自悬，像鸟一样伸脚。
　指模仿熊鸟等各种动物的导引方法，如华佗的"五
　禽戏"。

④寿考：长寿。考，年纪大。

⑤要约切当：重要简约，切合适当。

　　凡行导引，常以夜半①及平旦将起之时，
此时气清腹虚，行之益人。

　　先闭目握固②，冥心③端坐，叩齿三十六通，
即以两手抱项，左右宛转④二十四，以去两胁
积聚风邪；

　　复以两手相叉，虚空托天，按项二十四，
以除胸膈间邪气；

　　复以两手掩两耳，却以第二指压第三指，
弹击脑后二十四，以除风池⑤邪气；

　　复以两手相捉⑥，按左膝左捩⑦身，按右膝
右捩身二十四，以去肝家风邪；

注

①夜半：子时，十一点到凌晨一点。平旦：清晨，
　三点到五点。

②握固：四指握住拇指的握法，道家认为有助于安

魂定神，收摄精气，补益肝肾。

③冥心：静心。端坐：古代坐姿，即双腿并拢取跪式，
　臀部坐到脚踝，是为端坐。

④宛转：同"婉转"，转动之意。

⑤风池：位于颈部，当枕骨之下，胸锁乳突肌与斜
　方肌上端之间的凹陷处。

⑥相捉：相握。

⑦捩（liè）：扭转，即转身。

修　读经典
龄　学养生
要
指

XIU
LING
YAO
ZHI

十六段锦

　　复以两手一向前一向后，如挽五石弓①状，
以去臂腋积邪；

　　复大坐②展两手扭项，左右反顾肩膊，随
转二十四，以去脾家积邪；

　　复两手握固，并拄③两肋，摆撼④两肩
二十四，以去腰肋间风邪；

　　复以两手交捶⑤臂及膊上，连腰股各
二十四，以去四肢胸臆之邪；

注

①五石弓：形容努力动作。古代一石弓（拉开约需
　120市斤力）已经是强弓，为宋府军弓手标配，能
　开五石弓的都是李广之类的神射手。

②大坐：盘腿正坐。

③拄（zhǔ）：用手支撑。

④摆撼：摇动。

⑤交捶：轮流交替捶打。

　　复大坐斜身偏倚，两手齐向上，如排①天状二十四，以去肺间积邪；

　　复大坐伸脚②，以两手向前，低头扳脚十二次，却钩所伸脚屈在膝上，按摩二十四，以去心胞络③邪气；

　　复以两手据地，缩身曲脊④，向上十三举，以去心肝中积邪；

　　复起立据床⑤，扳身向背后，视左右二十四，以去肾间风邪；

注

①排：排开，即托举。

②大坐伸脚：盘坐然后将脚向前伸开。

③心包络：简称心包，亦称"膻中"，是包在心脏外面的包膜，具有保护心脏的作用。

④缩身曲脊：似猫拱背样。

⑤据床：扶住床柱。

复起立齐行，两手握固，左足前踏，左手摆向前，右手摆向后，右足前踏，右手摆向前，左手摆向后二十四，去两肩之邪；

复以手向背上相捉，低身徐徐宛转二十四，以去两胁之邪；

复以足相扭而行①前数十步，复高坐伸腿，将两足扭向内，复扭向外各二十四，以去两足及两腿间风邪；

复端坐闭目，握固冥心，以舌抵上腭，搅取津液满口，漱三十六次，作谷谷②声咽之；复闭息想丹田火自下而上，遍烧身体内外，热蒸乃止。

能日行一二遍，久久身轻体健，百病皆除，走及奔马不复疲乏矣。

注

①相扭而行：两腿交叉向前行走，行走时右脚向左前方迈步，左脚向右前方迈步。

②谷谷：象声词，同"汩汩"。

读经典　学养生
修龄要指

XIU
LING
YAO
ZHI

十六段锦

修龄要指

读经典 学养生

XIU
LING
YAO
ZHI

八段锦
导引法

八段锦导引法

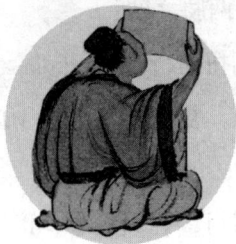

闭目冥心坐冥心盘趺而坐①，握固静思神。叩齿三十六，两手抱昆仑②又两手向项后，数九息，勿令耳闻，自此以后，出入息，皆不可使耳闻。左右鸣天鼓，二十四度闻移两手心，掩两耳，先以第二指压中指，弹击脑后，左右各二十四次。微摆撼天柱③摇头左右顾肩膊，随转动二十四，先须握固，赤龙搅水津赤龙者舌也，以舌搅口齿并左右颊，待津液生而咽，漱津三十六一云鼓漱，神水满口匀④，一口分三咽所漱津液分作三口，作汩汩声而咽之，龙行虎自奔⑤液为龙，气为虎。闭气搓手热以鼻引清气，闭之少顷，搓手急数，令极热，鼻中徐徐乃放气出，**背摩后精门**精门者，腰后外肾也，合手心摩毕，收手握固，**尽此一口气再闭气也，想火烧脐轮**闭口鼻之气，想用心火下烧丹田，觉热极，即用后法。**左右辘轳转**⑥俯首摆撼两肩三十六，想火自丹田透双关，入脑户，鼻引清气，闭少顷间，**两脚放舒伸**放直两脚，**叉手双虚托**叉手相交，向上托空三次或九次，**低头攀足频**以两手向前攀脚心十二次，乃收足端坐。**以候逆水上**候口中津液生，如未生，再用急搅取水，同前法，**再漱再吞津**，如此三度毕，**神水九次吞**谓再漱三十六，如前，口分三咽，乃为九也。**咽下汩汩响，百脉自调匀，河车搬运讫**⑦摆肩并身二十四，及再转辘轳二十四次，**发火遍烧身**想丹田火自下而上，遍烧身体，想时口鼻皆闭气少顷。**邪魔不敢近，梦寐不能昏，寒暑不能入，灾病不能迍**⑧。子后午前作，造化合乾坤，循环次第转，八卦是良因。

注

①盘趺（fū）：盘腿端坐。即跏趺坐，是佛教中修禅者的坐法，可以减少妄念，集中思想，两足交叉置于左右股上，称"全跏坐"，又称"吉祥坐"。

或单以左足押在右股上，或单以右足押在左股上，叫"半跏坐"。

②昆仑：指头部。

③天柱：指颈椎。

④神水：指唾液。

⑤龙行虎自奔：指水火既济，心肾相交。

⑥辘（lù）轳（lu）：古代汉族民间的起重机械，是绞车的一种类型，常用于从井中汲水的称为井辘轳，使用时需要摇转肩臂。双关：指夹脊双关，一般认为夹脊双关在人背脊二十四节上下之正中，即背部两肩胛尖中间的空窍。

⑦河车搬运：指前文的元气运转，元气由肾降至会阴，从尾闾上升经夹脊、玉枕至泥丸进入上黄庭，再经玄关出，下降鹊桥、重楼、中黄庭纳入丹田，此一循环谓之河车路，按此路线运气周而复始之法谓之河车搬运。河车：真气所生的正气为河车。讫（qì）：完结，终了。

⑧迍（zhūn）：困顿。

诀曰：其法于甲子日①夜半子时起首，行时口中不得出气，唯鼻中微放清气。每日子后午前，各行一次，或昼夜共行三次，久而自知。蠲②除疾病，渐觉身轻，能勤苦不怠，则仙道不远矣。

84

①甲子日：是中国干支历法中的第一天。在中国古代的历法中，甲、乙、丙、丁、戊、己、庚、辛、壬、癸被称为"十天干"，子、丑、寅、卯、辰、巳、午、未、申、酉、戌、亥叫作"十二地支"。两者按固定的顺序互相配合，组成了干支纪年、纪月、纪日、纪时法。古贤认为：甲子为干支之始，为第一个干支组合。相当于事之起始，事之确立之时也。由于"甲子"有这种特殊的含义，在择日学中亦应用了这个思想。凡事之始，用甲子日最吉。中华人民共和国成立日1949年10月1日也是甲子日。

②蠲（juān）：除去，免除。

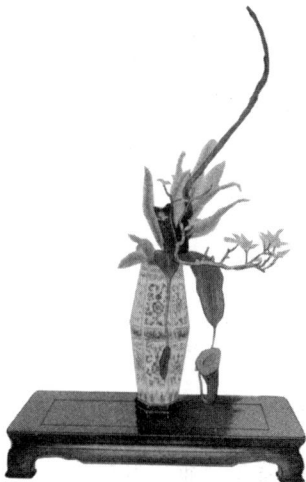

导引却病歌诀

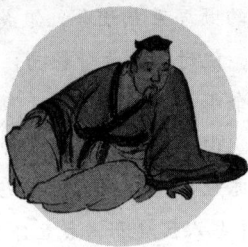

水潮^①除后患

平明睡起时，即起端坐^②，凝神息虑^③，舌抵上腭，闭口调息，津液自生，渐至满口，分作三次，以意送下^④。久行之，则五脏之邪火不炎，四肢之气血流畅，诸疾不生，久除后患，老而不衰。

诀曰

津液频生在舌端，寻常数咽下丹田^⑤，
于中^⑥畅美无凝滞，百日功灵可驻颜^⑦。

修龄要指

读经典 学养生

XIU
LING
YAO
ZHI

导引却病歌诀

①水潮：指口中的津液如潮涌出。

②端坐：即正坐，见前文"四时调摄"篇注。

③凝神息虑：凝定精神，止息思虑。

④以意送下：咽下津液时以意念跟随送下。

⑤丹田：指下丹田，在脐下一寸三分处。

⑥于中：在以意送津液下丹田的过程中。

⑦驻颜：使容颜停驻，指不衰老。

起火得长安

子午二时①，存想②真火，自涌泉穴③起，先从左足行，上玉枕④，过泥丸⑤，降入丹田⑥，三遍；次从右足，亦行三遍；复从尾闾⑦起，又行三遍。久久纯熟，则百脉流通，五脏无滞，四肢健而百骸理也。

诀曰

阳火须知自下生，阴符⑧上降落黄庭，

周流不息精神固，此是真人⑨大炼形。

注

①子午二时：夜半十一时至一时为子时，正午十一时至一时为午时。

②存想：存心冥想。真火：即后诀中阳火，指元阳
之火，非中医病理的阳火。

③涌泉穴：足少阴肾经的井穴，是肾经经气所出的
部位，位于足底部，蜷足时足前部凹陷处，约当
足底第2、3跖趾缝纹头端与足跟连线的前1/3与
后2/3交点上。

④玉枕：玉枕穴，属于足太阳膀胱经，位于后发际
正中直上2.5寸，旁开1.3寸，约平枕外粗隆上缘
的凹陷处。

⑤泥丸：道教称脑神为精根，字泥丸，此处即指脑。

⑥丹田：指下丹田，在脐下一寸三分处。

⑦尾闾：古代传说中海水所归之处，长强穴别称，
位于尾骨尖与肛门中点。

⑧阴符：进阳火退阴符为内丹功中采药炼丹的功夫，
均需传授，此诀中所描述为功夫到家时自然而生
的现象。黄庭：指下丹田。

⑨真人：古代道家称洞悉宇宙和人生本原，真真正
正觉醒、觉悟的人为真人。炼形：通过功法炼养
形体。

梦失封金匮①

欲动则火炽②，火炽则神疲，神疲则精
滑而梦失也。寤寐③时调息神思，以左手搓脐

二七，右手亦然，复以两手搓胁，摆摇七七，咽气纳于丹田，握固④良久乃止，屈足侧卧，永无走失。

诀曰

精滑神疲欲火攻，梦中遗失致伤生，
搓摩有诀君须记，绝欲除贪最上乘。

注

①金匮（guì）：亦作"金柜"，铜制的柜，古时用以收藏文献或文物，此处指藏精之处。

②火炽：因欲念引发的相火妄动。

③寤（wù）寐（mèi）：日夜，此指睡前。寤，醒时。寐，睡时。

④握固：四指握住拇指的握法，道家认为有助于安魂定神，收摄精气，补益肝肾。

形衰守玉关①

百虑感中，万事劳形，所以衰也，返老还童，非金丹②不可，然金丹岂易得哉！善摄生③者，行住④坐卧，一意不散，固守丹田，默运神气，冲透三关⑤，自然生精生气，则形可以壮，老可以耐矣。

诀曰

却⑥老扶衰别有方，不须身外觅阴阳，

玉关谨守常渊默⑦，气足神全寿更康。

注

①玉关：即下丹田。

②金丹：中国古代炼丹术名词。包括外丹和内丹两种。外丹是用丹砂（红色硫化汞）与铅、硫黄等原料烧炼而成的黄色药金（还丹），其成品叫金丹。道教认为服食以后可以使人成仙、长生不老。内丹即把人体作炉鼎以体内的精、气作药物用神烧炼，道教认为使精、气、神凝聚可结成金丹，脱胎换骨而成仙。

③摄生：即养生。

④住：站立。

⑤三关：指后脑玉枕穴、腰背夹脊穴和骶椎尾间穴三处，因元气打通最为困难，故称为三关。

⑥却：除却，远离。

⑦渊默：深沉，不说话。

鼓呵消积聚

有因食而积者，有因气而积者，久则脾胃受伤，医药难治。孰若①节饮食，戒嗔怒②，不使有积聚为妙。患者当正身③闭息，鼓动胸腹，俟④其气满，缓缓呵出。如此行五七次，便得通快⑤即止。

诀曰

气滞脾虚食不消，胸中鼓闷最难调，

徐徐呵鼓潜通泰⑥，疾退身安莫久劳。

注

①孰若：怎么比得上。

②嗔（chēn）怒：恼怒，生气。

③正身：调正身体。

④俟（sì）：等待。

⑤通快：指体内气机畅通爽快。

⑥通泰：指气机通调安泰。

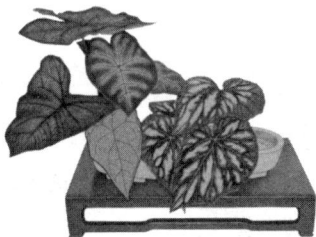

读经典 学养生
修龄要指

XIU
LING
YAO
ZHI

歌诀 导引却病

兜礼①治伤寒

元气②亏弱，腠理③不密，则风寒伤感④。患者端坐盘足，以两手紧兜外肾⑤，闭口缄息⑥，存想真气⑦自尾闾升，过夹脊，透泥丸，逐其邪气。低头屈抑如礼拜状，不拘数，以汗出为度，其疾即愈。

诀曰

跏趺⑧端坐向蒲团，手握阴囊意要专，

运气叩头三五遍，顿令寒疾立时安。

注

①兜礼：即后文紧兜外肾行礼。

②元气：元是开始的意思，元气是人体的本源之气，是生命的根本。

③腠（còu）理：中医指皮下肌肉之间的空隙和皮肤的纹理

④风寒伤感：风寒邪气外感受伤，泛指一切邪气外感。

⑤外肾：指阴囊。

⑥缄（jiān）息：闭息。

⑦真气：元真之气，即前元气。

⑧跏趺：见"八段锦导引法"盘趺注。蒲团：用蒲草纺织成的坐垫。

叩齿牙无疾

读经典学养生 修龄要指

XIU
LING
YAO
ZHI

导引却病歌诀

齿之有疾，乃脾胃之火熏蒸，每侵晨①睡醒时，叩齿三十六遍，以舌搅牙龈之上，不论遍数，津液满口，方可咽下。每作三次乃止。凡小解②之时，闭口咬牙，解毕方开，永无齿疾。

诀曰

热极风生齿不宁，侵晨叩漱自惺惺③，

若教运用常无隔④，还许他年老复丁⑤。

注

①侵晨：即黎明，早晨初现光芒之时。

②小解：小便。

③惺惺：清醒，机警，喻坚持不懈。

④隔：间隔。

⑤丁：成年男子，丁壮，指壮年。

升观鬓不斑

思虑太过，则神耗气虚血败而斑①矣。要以子午时②，握固端坐，凝神绝念，两眼令光上

93

视③泥丸，存想追摄二气④，自尾闾间上升，下降返还元海⑤，每行九遍。久则神全，气血充足，发可返黑也。

诀曰

神气冲和⑥精自全，存无⑦守有养胎仙，

心中念虑皆消灭，要学神仙也不难。

注

①斑：指毛发斑白。

②子午时：子时和午时，见"起火得长安"子午二时注。

③两眼令光上视：即两目内视。

④追摄二气：跟随捉住阴阳二气。

⑤元海：即下丹田。

⑥冲和：淡泊平和。

⑦存无：指前文凝神绝念。守有：指前文追摄二气。

运睛除眼翳①

伤热伤气，肝虚肾虚，则眼昏生翳，日久不治，盲瞎必矣。每日睡起时，趺坐凝思，塞兑垂帘②，将双目轮转十四次，紧闭少时，忽然大瞪。行久不替。内障外翳③自散，切忌色欲并书细字。

诀曰

喜怒仿神目不明，垂帘塞兑养元精④，

精生气化神来复，五内阴魔⑤自失惊。

读经典学养生
修龄要指

XIU
LING
YAO
ZHI

导引却病歌诀

注

①翳（yì）：眼角膜上所生障碍视线的白斑。

②塞兑垂帘：闭口合眼。兑，八卦中兑卦属口。帘，眼帘。

③内障外翳：泛指一切眼目障翳。

④元精：元气肾精。

⑤五内阴魔：指五脏邪气。

掩耳去头旋

邪风入脑，虚火上攻，则头目昏旋，偏正作痛，久则中风不语，半身不遂，亦由此致。治之须静坐，升身①闭息，以两手掩耳，折头②五七次，存想元神③，逆上泥丸，以逐其邪，自然风邪散去。

读经典 学养生
修龄要指
XIU
LING
YAO
ZHI
导引却病
歌诀

诀曰

视听无闻意在心，神从髓海④逐邪氛，

更兼精气无虚耗，可学蓬莱⑤境上人。

注

①升身：挺身，正身。

②折头：低头。

③元神：道家指与生俱来的禀受于先天的神气。

④髓海：中医认为脑为髓海。

⑤蓬莱：亦称蓬莱山、蓬壶、蓬丘。是中国先秦神

话传说中东海外的仙岛。

托踏应轻骨

四肢亦欲得小劳，譬如户枢终不朽①，熊鸟演法②，吐纳③导引，皆养生之术也。平时双手上托，如举大石，两脚前踏，如履平地，存想神气，依按四时嘘呵二七次，则身轻体健，足④耐寒暑。

诀曰

精气冲和五脏安，四肢完固骨强坚，

虽然不得刀圭饵⑤，且住人间作地仙⑥。

修龄要指　读经典学养生

XIU
LING
YAO
ZHI

歌诀　导引却病

注

①户枢终不朽：即"户枢不朽"，见"起居调摄"注。

②熊鸟演法：即熊经鸟伸，见"十六段锦"注。

③吐纳：吐故纳新，古代道家的养生之术，把胸中的浊气从口中呼出，再由鼻中慢慢吸入清鲜之气。

④足：足以。

⑤刀圭饵：以刀圭称量的饵药，此指服之可成仙的丹药。刀圭，中药的量器名。

⑥地仙：《仙经》云："上士举形升虚，谓之天仙；中士游于名山，谓之地仙；下士先死后蜕，谓之尸解仙。"

搓涂自美颜

　　颜色憔悴，所由心思过度，劳碌不谨。每晨静坐闭目，凝神存养，神气冲澹①，自内达外，以两手搓热，拂面②七次，仍以嗽津③涂面，搓拂数次。行之半月，则皮肤光润，容颜悦泽，大过寻常矣。

诀曰

寡欲心虚④气血盈，自然五脏得和平，

衰颜仗此增光泽，不羡人间五等荣⑤。

读经典 学养生

修龄要指

XIU
LING
YAO
ZHI

歌诀 导引却病

①冲澹：平和调达。

②拂面：搓拂面部。

③嗽津：将口中津液来回嗽动。

④心虚：指心中无思无虑。

⑤五等荣：指人间权荣，古代有五个等级的荣爵，即公、侯、伯、子、男五等。

闭摩通滞气

气滞则痛，血滞则肿，滞之为患，不可不慎。治之须澄心①闭息，以左手摩滞②七七遍，右手亦然，复以津③涂之。勤行七日，则气血通畅，永无凝滞之患。修养家所谓干沐浴④者，即此义也。

诀曰

荣卫⑤流行不暂休，一才凝滞便堪忧，
谁知闭息能通畅，此外何须别计求。

注

①澄心：宁定心神，摒除杂念。

②摩滞：搓摩气血凝滞之处。

③津：口中津液。

④干沐浴：先将双手摩擦令热，然后熨擦、按摩肢
体皮肤，可以疏通经络、祛风散寒。

⑤荣卫：中医学术语，指荣气（即营气）和卫气，
荣气滋养全身，卫气护卫机体防卫外邪，相互协
调共同作用，保证人体的正常生理功能。

凝抱固丹田

元神①一出便收来，神返身中气自回，如
此朝朝并暮暮，自然赤子②产真胎。此凝抱之
功也，平时静坐，存想元神入于丹田，随意呼吸，
旬日③丹田完固，百日灵明渐通，不可或作或
辍④也。

诀曰

丹田完固气归根⑤，气聚神凝道合真，
久视⑥定须从此始，莫教虚度好光阴。

注

①元神：道家指与生俱来的禀受于先天的神气。

②赤子：赤子即是刚出生的婴儿，道家认为修炼的
人通过锻炼，应当像婴儿一样精气神充足，质朴
纯真。真胎：道家通过修炼，精气神充足于丹田

后产生的胚胎。

③旬日：十日。

④或作或辍（chuò）：有时练功有时不练。辍，停止。

⑤气归根：指气归丹田。

⑥久视：长生久视，长久注视，指长寿、不老。

淡食能多补

五味①之于五脏，各有所宜，若食之不节，必至亏损，孰若食淡谨节②之为愈也。然此淡亦非弃绝五味，特言欲五味之冲淡③耳。仙翁④有云："断盐不是道，饮食无滋味。"可见其不绝五味。淡对浓而言，若膏粱⑤过度之类，如吃素是也。

诀曰

厚味伤人无所知，能甘淡薄是吾师，

三千功行⑥从兹始，天鉴行藏⑦信有之。

注

①五味：指酸、苦、甘、辛、咸，分别对应于肝、心、脾、肺、肾。

②谨节：谨慎节制。

③冲淡：冲和平淡，指五味不浓烈，淡而有味道。

④仙翁：语出《玉谿子丹经指要·卷上·太乙真人
破迷歌》

⑤膏粱：指肥美、厚腻的食物。

⑥三千功行：指修道功业德行圆满。三千，概数指
极多。功行，功业与德行。

⑦天鉴行藏：指人的行为活动有天在鉴定审察。行
藏，出处，动向。

无心得大还①

　　大还之道，圣道也。无心者，常清常静也。
人能常清静，天地悉皆归，何圣道之不可传，
大还之不可得哉！《清静经》②已备言之矣。
修真③之士，体而行之，欲造夫清真④灵妙之境，
若反掌⑤耳。

诀曰

有作有为云至要，无声无臭语方奇，

中秋午夜通消息，明月当空造化基。

注

①大还：道家内练术语，道家内丹有大还丹法，以
　得大还之道为极致，就是婴儿出现，进入圣胎的

读经典　学养生

修龄要指

XIU
LING
YAO
ZHI

导引却病
歌诀

修持境界。

② 《清静经》：全称《太上老君说常清静经》仅五百九十一字。是道教炼养术重要资料之一。

③ 修真：道教中学道修行，求得真我，去伪存真为"修真"。

④ 清真：纯真朴素、幽静高洁之意。

⑤ 反掌：翻转手掌，形容容易。

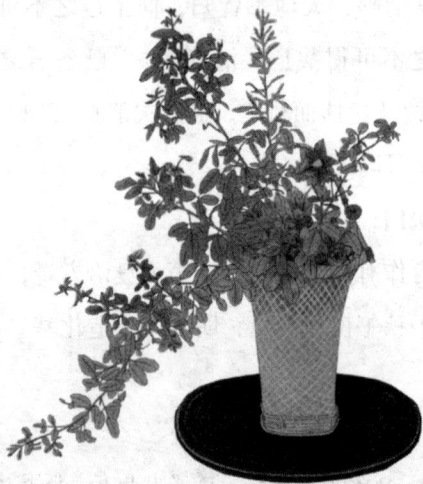

却病八则

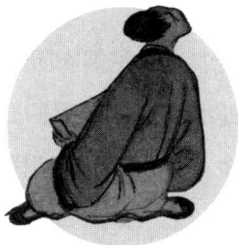

读经典　学养生
修龄要指
XIU
LING
YAO
ZHI
却病八则

　　平坐①，以一手握脚指②，以一手擦足心赤肉③，不计数目，以热为度，即将脚指略略转动，左右两足心更手握擦，倦则少歇。或令人擦之，终不若自擦为佳。此名涌泉穴，能除湿气固真元④。

注

①平坐：比较宽泛处于使用坐具的倚坐和躺卧中间的坐姿。

②指：即"趾"。

③足心赤肉：指后文"涌泉穴"，足少阴肾经的井穴，

是肾经经气所出的部位，位于足底部，蜷足时足前部凹陷处，约当足底第2、3趾趾缝纹头端与足跟连线的前1/3与后2/3交点上。

④真元：指肾所藏元真之气。

临卧时坐于床，垂足解衣闭息，舌拄①上腭，目视顶门②，提缩谷道③，两手摩擦两肾腧④各一百二十。多多益善，极能生精固阳，治腰痛。

注

①拄（zhǔ）：顶到的意思。

②顶门：指头顶的前部，因其中央有囟门，故称。

③谷道：即肛门。

④肾腧：穴位，与脐相对在腰部，当第2腰椎棘突下，正中线旁开1.5寸。

两眉后小穴中，为上元六合之府①，常以手捏雷诀②，以大指骨曲按三九遍。又搓手熨摩两目颧上及耳根，逆乘③发际各三九。能令耳目聪明，夜可细书。

修龄要指

读经典　学养生

XIU
LING
YAO
ZHI

却病八则

①上元六合之府：指丝竹空穴，属手少阳三焦经，
　位于外眉梢凹陷处
②雷诀：指道家掐诀手势，大指掐无名指根部，其
　余四个手指握拳，尽量不见指甲。
③逆乘：指反方向向上。

　　并足壁立①向暗处，以左手从项后紧攀右
眼，连头用力反顾②亮处九遍；右手亦从项后
紧攀左眼，扭顾照前。能治双目赤涩火痛，单
病则单行。

①并足壁立：并脚像墙壁一样站立。
②反顾：回头看。

　　静坐闭息，纳气①猛送下，鼓动胸腹，两
手作挽弓状，左右数四，气极满，缓缓呵出
五七，通快即止。治四肢烦闷，背急停滞②。

①纳气：吸气。

②背急停滞：邪气停留淤滞而背部筋脉拘急。

覆卧去枕，壁立两足①，以鼻纳气四，复以鼻出之四，若气出之极，令微气再入鼻中，勿令鼻知。除身中热及背痛之疾。

①壁立两足：两脚像墙壁一样立于床上。

端坐伸腰，举左手仰掌，以右手承右胁，以鼻纳气，自极七息①，能除瘀血结气②；端坐伸腰，举右手仰掌，以左手承左胁，以鼻纳气，自极七息，能除胃寒、食不消。

①自极七息：指以自己身体呼吸的极限呼吸七次。

②结气：气结、气滞。

凡经危险之路，庙貌之间^①，心有疑忌，以舌拄上腭，咽津一二遍，左手第二第三指按捏两鼻孔中间所隔之际，能遏^②百邪，仍叩齿七遍。

注

①庙貌：指庙宇及神像。
②遏（è）：阻止。

读经典 学养生

修龄要指

XIU
LING
YAO
ZHI

却病八则

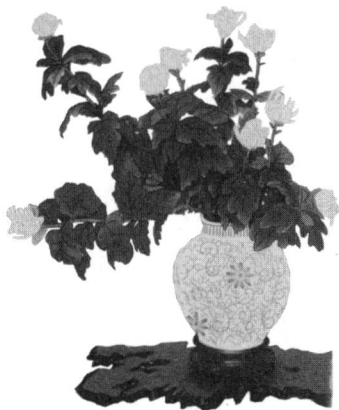

摄生三要

3

摄生三要

【简介】

《摄生三要》一书，是明·袁了凡所著。袁了凡（1533-1606），初名表，后改名黄，字庆远，又字坤仪、仪甫，初号学海，后改了凡，后人常以其号了凡称之。

袁了凡是明朝著名的农学家、水利学家及历法学家，对佛学、农业、民生、水利、医学、音乐、几何、数术、教育、军事、历法和太乙六壬奇门"三式"绝学等，"莫不洞悉原委，撰有成编"。一生共计有著述22部，198卷，主要有《了凡四训》《祈嗣真诠》《皇都水利》《评注八代文宗》《宝坻政书》、《历法新书》《两行斋集》《劝农书》《史汉定本》《群书备考》等。袁了凡更是善举运动的倡导与实践者，其《了凡四训》一书，融通儒道佛三家思想，劝人积善改过，自强不息，改造命运，提倡记功过格，把每日所做之事，按其善恶增减记数，在社会上流行一时。

《摄生三要》中的"聚精""养气""存神"是《祈嗣真诠》（共10篇）中论养生最关键的3篇。"精、气、神"历来被养生家称为人身三宝，道家丹道修炼则将之称为上药三品，更把积精、累气、全神当作丹道有成的关键。《摄生三要》从医学的角度，对"精、气、神"的作用进行了阐述，提供了修养的方法，并对佛道两家常见的修炼方法进行了评论。《摄生三要》3篇，文字简练、说理透彻、方法可行，实为最佳的养生学总纲。

"聚精"篇要旨是，养生者务实其精。本篇首论精血的关系，次论聚精之道，末论炼精之诀。"养气"篇要旨是，养身者务违其气。提出身中诸气，位各有定，不可相乱。而养气之法则须调身、调息，使其气聚而不散。"存神"篇要旨是，养气者务凝其神。提出聚精在于养气，养气在于存神，神凝则气聚，道宗观窍、禅门止观，均可存神而聚气。

摄生三要

读经典学养生

SHE
SHENG
SAN
YAO

聚精

【原文】

摄生三要

读经典 学养生

SHE
SHENG
SAN
YAO

聚精

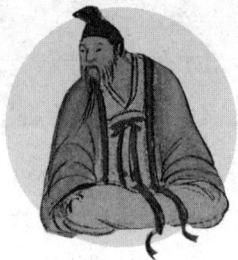

《经》①云：肾为藏精之府。又云：五脏各有藏精血，无停泊于其所。盖人未交感，精函②于血中。未有形状，交感之后，欲火动极，而周身流行之血，至命门③而变为精以泄焉。故以人所泄之精，贮于器，拌少盐酒，露一宿，则复为血矣。

注

① 《经》：指《黄帝内经》。

② 函：包含，容纳。

③ 命门：此处指右肾。

攝生三要

读经典学养生

SHE
SHENG
SAN
YAO

聚精

左为肾，属水；右为命门，属火。一水一火，一龟一蛇①，互相橐龠②。膀胱为左肾之腑，三焦有脂膜如掌大，正与膀胱相对。有二白脉，自中而出，夹脊而上贯于脑。上焦在膻中③，内应心；中焦在中脘④，内应脾；下焦在脐下⑤，即肾间动气⑥。

注

①一龟一蛇：龟蛇组成的灵物即玄武，是北方水神，喻指两肾如玄武相须相扶。

②橐（tuó）龠（yuè）：以牛皮制成的助火工具，也是风箱的前身。此处喻指左右两肾互相配合，共同提供生命的动力。

③膻（dàn）中：穴位名。在人体正中线上，两乳头连线中点处。属任脉穴，心包的募穴，八会穴之气会。

④中脘：穴位名。在人体正中线上，胸骨下端与肚脐的连线中点处。属任脉穴，脾的募穴，八会穴之腑会。

⑤脐下：即关元穴。关元穴为任、督、冲一源三岐之源，是男子藏精、女子藏血之处，是统摄元气之所。属任脉穴，小肠的募穴。

⑥肾间动气：又称生气之原。指两肾之间所藏的真气，是命门之火的体现，是人体生命气化活动的原动力。

113

摄生三要

读经典 学养生

SHE
SHENG
SAN
YAO

聚精

人身之血，散于三焦。昼夜流行，各有常度。百骸之内，一毛之尖，无弗贯撤①者，此血也，而即精也。至命门化为精而输将以去。人之血盛，则周身流溢②，生子毕肖③其父；血微则形骸有不贯之处，生子不能相肖；血枯则不能育矣。

注

①贯撤：即贯通。撤，《说文》"谓以力通之也"。
②流溢：泉水流涌，此处喻指血液充盛流涌。
③毕肖：完全相像。

元精①在体，犹木之有脂，神倚之如鱼得水，气倚之如雾覆渊，方为婴孩也，未知牝牡②之合而峻作，精之至也，纯纯全全，合于大方③；溟溟清清，合于无沦④。

注

①元精：道教内丹家术语，指由阴阳二气交感而成的先天之精。
②牝（pìn）牡：牝指雌性的鸟或兽，牡指雄性。峻（zuī）：同"朘"，男孩的生殖器。作：勃起。
③大方：《道德经》"大方无隅"，指最大的方形没有棱角，此处形容纯粹完全没有棱角。

④无沦：没有痕迹。沦，水上的波纹。

　　十六而真精①满，五脏充实，始能生子，然自此精即泄之后，则真体②已亏，元形③已凿，惟藉饮食滋生精血，不知持满，不知保啬④，所生有限，所耗无穷，未至中年，五衰⑤尽见，百脉⑥俱枯矣，是以养生务实其精。

注

①真精：即生殖之精。

②真体：真实的形体，即人的身体。

③元形：大自然赋予的形态，也指人的身体。

④啬（sè）：爱惜，节省。

⑤五衰：出自佛教用语"天人五衰"，原指天人寿命将尽时出现的种种衰败之象，此处指人体生命将尽时出现的衰退征兆。

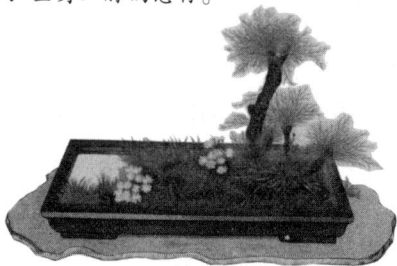

⑥百脉：全身血脉的总称。

实精之要，莫如经年独宿。不得已为嗣[1]续计，房帷[2]之事，隔月一行庶乎其可也。

注

[1] 嗣（sì）：后代。

[2] 房帷（wéi）：寝室、闺房，借指夫妻间的情爱、性爱。

聚精之道，一曰寡欲；二曰节劳；三曰息怒；四曰戒酒；五曰慎味[1]。

注

[1] 慎味：节制饮食，即不暴饮暴食，也不贪食肥甘厚味。

今之谈养身者，多言采阴补阳[1]，久战不泄。此为大谬。肾为精之府，凡男女交接，必扰其肾。肾动则精血随之而流，外虽不泄，精已离宫。即能坚忍者，亦必有真精数点，随阳之痿而溢出。此其验也，如火之有烟焰，岂能复反于薪[2]者哉？是故贵寡欲。

注

①采阴补阳：古代道家"房中术"的一种修炼方法，认为男性若想获得补益、长寿，可通过有意识的与女性行房来达到目的。

②薪：木柴。

　　精成于血，不独房室之交，损吾之精，凡日用损血之事，皆当深戒。如目劳于视，则血以视耗①；耳劳于听，则血以听耗②；心劳于思，则血以思耗③。吾随事而节之，则血得其养，而与日俱积矣！是故贵节劳。

注

①血以视耗：肝为血脏，开窍于目，目受血而能视，故久视伤血。

②血以听耗：心主血，寄窍于耳，肾开窍于耳，故听能耗损心血和肾精。

③血以思耗：心主神，脾主思，心生身之血脉，脾为气血生化之源，久思则心脾受伤而耗血。

　　主闭藏者肾也。司疏火者肝也。二脏皆有相火①，而其系上属于心。心，君火②也。怒则伤肝，而相火动，动则疏泄者用事，而闭藏不得其职。虽不及合，亦暗流而潜耗矣！是故当息怒。

注

①相火：一般又称作动火，与君火相对而言，朱丹溪指寄居于肝肾二脏的阳火，是人体生命活动的动力，与君火配合共同维持人体正常的生理活动。相火多因欲念而起妄动，过亢则有害。

②君火：指心火。因心为君主之官，故名。君火居于上焦，主宰全身；相火居于下焦，温养脏腑。二者各安其位，共同维持机体正常功能。

人身之血，各归其舍则常凝①。酒能动血，人饮酒则面赤，手足俱红，是扰其血而奔驰之也。血气既衰之人，数月无房事，其精必厚。然使一夜大醉，精随②薄矣。是故宜戒酒。

注

①凝：安定。

②随：随即，立刻。

摄生三要

读经典学养生

SHE
SHENG
SAN
YAO

聚精

《内经》云：精不足者补之以味。然醴郁之味①不能生精；惟恬淡②之味乃能补精耳。盖万物皆有其味，调和胜而真味③衰矣。不论腥素，淡煮之得法，自有一段冲和④恬澹之气，益人肠胃。

注

①醴（lǐ）郁之味：如美酒样浓烈的香味，喻指美味的饮食。
②恬（tián）淡：恬静淡泊，喻指饮食的味道清淡纯正。
③真味：食物本来的纯正味道。
④冲和：淡泊平和。恬澹：同"恬淡"。

《洪范》①论味，而曰：稼穑②作甘。世间之物，惟五谷③得味之正。但能淡食谷味，最能养精。又凡煮粥饭而中有厚汁，滚作一团者，此米之精液所聚也。食之最能生精，试之有效。

注

①《洪范》：《尚书》篇名。相传为周灭商后二年，箕子向周武王陈述"天地之大法"的记录，提出了帝王治理国家必须遵守的九种根本大法，即"洪

读经典学养生
摄生三要
SHE
SHENG
SAN
YAO

聚
精

范九畴"。

②稼（jià）穑（sè）：春耕为稼，秋收为穑，即播种与收获，泛指农业劳动，此处指农作物。

③五谷：五种谷物，泛指粮食。五谷的说法不一，最主要的有两种：一种指稻、黍、稷、麦、菽；另一种指麻、黍、稷、麦、菽。

炼精有诀，全在肾家下手。内肾一窍名玄关①。外肾②一窍名牝户。

注

①玄关：道教丹道术语，为内丹家最为玄要之关窍，其位置说法不定。

②外肾：即睾丸，此处泛指外生殖器。牝户：即阴户，此处指外生殖器对应的窍穴。

真精未泄，乾体①未破，则外肾阳气至子时而兴②。人身之气与天地之气两相吻合。精泄体破，而吾身阳生之候渐晚。有丑而生者，次则寅而生者，又次则卯而生者。有终不生者，始与天地不相应矣。

摄生三要

读经典 学养生

SHE
SHENG
SAN
YAO

聚精

注

①乾体：乾卦是纯阳之卦，道家认为男子在第一次
泄精前为纯阳之体，故称乾体。

②兴：兴起，勃起。

　　炼之之诀须半夜子时，即披衣起坐，两手
搓极热，以一手将外肾兜住，以一手掩脐而凝
神于内肾①。久久习之，而精旺矣。

注

①内肾：《济阴纲目》："内肾二字，还差一线，
须得口诀。"

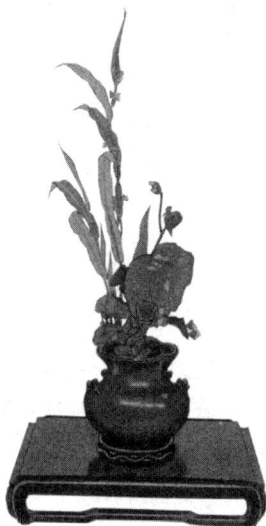

养气

摄生三要

读经典　学养生

SHE
SHENG
SAN
YAO

养气

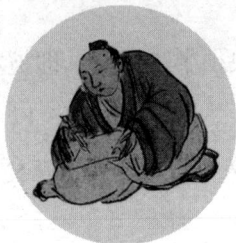

　　人得天地之气以生，必有一段元气亭毒[①]于受胎之先。道家所谓先天[②]祖气是也。又有后天[③]之气，乃呼吸往来运行充满于身者。此与先天之气，同出而异名。

注

①亭毒：养育成熟。《老子》："长之育之，亭之毒之。"亭，养育。毒，通"熟"，成熟。

②先天：指出生时就决定的特性，怀胎十月就是人体先天成形的过程。

③后天：出生后形成的特性。

先天细细缊缊[①]，生于无形，而后天则有形而可见。先天恍恍惚惚，藏于无象，而后天则有象而可求。其实一物而已。故养气之学不可不讲。孟子蹶趋动心[②]之说，所宜细玩。

注

①细细缊缊：原指气或光色混合，相互摩擦的状态，此处借指阴阳交媾的状态。

②蹶趋动心：剧烈的运动会扰动心志。语出《孟子》："志壹则动气，气壹则动志也。今夫蹶者趋者，是气也，而反动其心。"蹶，颠仆，跌倒。趋，疾行，奔跑。

　　养气者，行欲徐而稳，立欲定而恭，坐欲端而直，声欲低而和。种种施为，须端详闲泰。当于动中习存[①]，应中习定，使此身常在太和[②]元气中。行之久，自有圣贤前辈气象。

注

①存：存心。

②太和：同前文"冲和"。

123

摄生三要

读经典 学养生

SHE
SHENG
SAN
YAO

养气

举扇便有风，为满天地间皆是气也。孟子曰："塞①乎天地之间。"诚然诚然②！故人在气中，如鱼在水中。气以养人之形，而人不知。水以养鱼之形，而鱼不觉。

注

①塞：充塞，充满。
②诚然：确实如此。

养气者须从调息起手，禅家谓息有四种，凡鼻息往来有声者，此风也，非息也。守风则散①。虽无声而鼻中涩滞，此喘也，非息也。守喘则结②。不声不滞，而往来有迹者，此气也，非息也。守气则劳③。

注

①散：指心散乱。
②结：指心郁结。
③劳：指心疲劳。

所谓息者，乃不出不入之义。朱子①《调息铭》云：静极而嘘，如春沼鱼。动极而吸，如百虫蛰。春鱼得气而动，其动极微。寒虫含气而蛰，其蛰无朕②。调息者须似之。绵绵密密，幽幽微微。呼则百骸万窍，气随以出。吸则百骸万窍，气随以入。调之不废，真气从生。诚要诀也。

注

①朱子：指朱熹，宋朝著名的理学家、思想家、哲学家、教育家、诗人，闽学派的代表人物，儒学集大成者，世尊称为朱子。

②朕：形迹。

人身之气，各有部分，身中有行气、横起气、诸节气、百脉气、筋气、力气、骨间气、腰气、脊气、上气、下气，如此诸气，位各有定，不可相乱。乱则贼①，大则颠狂废绝，小则虚实相陵②。虚则痒，实则痛，疾病之生，皆由于此。

注

①贼：伤害。

②陵：同"凌"，侵犯，欺侮。

摄生三要

读经典 学养生

SHE
SHENG
SAN
YAO

养气

昔韩飞霞[1]，遇异人于黄鹤楼，授以一药，通治万病，投之立效，以香附子为君[2]，佐以黄连而已[3]。盖人气失其平则为疾，故用香附理气，其时火运，故以黄连佐之，此非深达造化者哉！

注

① 韩飞霞：韩懋，又名白自虚，字天爵，号飞霞子，人称白飞霞。明代四川泸州人，著有《韩氏医通》等。

② 香附子：即"香附"，原名"莎草根"。辛、微苦、微甘，平。归肝、脾、三焦经。行气解郁，调经止痛。

③ 黄连：苦，寒。归心、脾、胃、肝、胆、大肠经。清热燥湿，泻火解毒。

养身者，毋令身中之气有所违诤[1]。如行久欲坐，此从动入止也，将就坐时，先徐行数步，稍申其气，渐放身体，止气稍来，动气稍去，从此而坐，则粗不忤细矣。如坐久欲行，此从止出动也，必稍动其身，或申手足，如按摩状，然后徐行。不然细气在身[2]，与粗气相忤矣[3]。其余种种，依此推之。

①诤：同"争"，争夺，纷争。
②细气：指身体安静时细缓的气。
③粗气：指身体动作时疾烈的气。

习闭气而吞之名曰胎息①。嗽舌下泉②咽之名曰胎食。春食朝霞者，日始出赤气也。秋食瀹汉③者，日没后赤黄气也。冬食流瀣④者，北方夜半气也。夏食三阳者，南方日中气也。勤而行之，可以辟谷。余试之良验。

注

①胎息：语见《抱朴子·释滞》："得胎息者，能不以口鼻嘘吸，如在胞胎之中。"就是说不用口和鼻子呼吸，如在孕胎之中，即是胎息。
②舌下泉：即舌下分泌的唾液。舌下有唾液腺开口，其分泌的液体古代养生家称为"金津玉液"。
③瀹（yuè）汉：应为"沦阴"，即晚霞。
④流瀣（xiè）：应为"沆（hàng）瀣"，即夜间的水气。

人在胎中，不以口鼻呼吸，惟脐带系于母之任脉。任脉通于肺，肺通于鼻，故母呼亦呼，母吸亦吸，其气皆于脐上往来。《天台》①谓识神托生之始，与精血合根在于脐。是以人生时惟脐相连。

①《天台》：《天台智者大师禅门口诀》。识神：后天具有的一种认识事物的能力。

养气

初学调息，须想其气出，从脐出入，从脐灭，调得极细，然后不用口鼻。但以脐呼吸，如在胞胎中，故曰胎息。初闭气一口，以脐呼吸，数之至八十一，或一百二十，乃以口吐气出之。当令极细，以鸿毛①著于口鼻之上，吐气而鸿毛不动为度。渐习渐增，数之久可至千。则老者更少，日还一日矣。

①鸿毛：鸿雁的羽毛。著（zhuó）：同"着"，附着。

128

葛仙翁①每盛暑辄入深渊之底，一日许乃出，以其能闭气胎息耳。但知闭气，不知胎息无益也。

读经典学养生

摄生三要

SHE
SHENG
SAN
YAO

养气

注

①葛仙翁：葛洪，字稚川，自号抱朴子。东晋道教学者、著名炼丹家、医药学家。著有《肘后方》等。辄（zhé）：就。

人之气吹之则凉，呵之则温，温凉变于吹呵之间。是故夏可使冷也，冬可使热也。行气者①可以入瘟疫，可以禁蛇虎，可以居水中，可以行水上，可以嘘水使之逆流千里。气之变化无穷，总由养之得其道耳。

注

①行气者：修行养气的人。

气欲柔不欲强，欲顺不欲逆，欲定不欲乱，欲聚不欲散。故道家最忌嗔，嗔心一发，则气

摄生三要

读经典 学养生

SHE
SHENG
SAN
YAO

养气

强而不柔，逆而不顺，乱而不定，散而不聚矣。若强闭之则令人发咳。故道者须如光风霁月[1]，景星庆云[2]，无一毫乖戾之气，而后可行功。

注

[1] 光风霁月：形容雨过天晴时万物明净的景象，比喻开阔的胸襟和心地。光风，雨后初晴时的风。霁，雨雪停止，又作光霁。

[2] 景星庆云：喻祥瑞之气，此处比喻修道人的气象祥瑞。景，祥瑞。景星，代表祥瑞的星。庆云，又名卿云或景云，五色云，古人以为喜庆、吉祥之气，是象征祥瑞的云。

又食生菜肥鲜之物，亦令人气强难闭。食非时[1]动气之物。亦令人气逆。又多思气乱，多言气散，皆当深戒。

注

[1] 非时：不是当季时令。

存神

〔原文〕

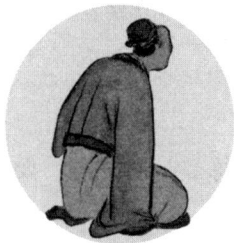

聚精在于养气，养气在于存神。神之于气，犹母之于子也。故神凝则气聚，神散则气消。若宝惜精气而不知存神，是茹①其华而忘其根矣。

注

①茹：培育。华：古同"花"。

然神岂有形象之可求哉？孟子曰"圣而不可知之之谓神"，乃不可致思①、无所言说者也。

读经典 学养生

摄生三要

SHE
SHENG
SAN
YAO

存神

如作文不可废思，而文之奇妙者，往往得于不思之境，神所启也。

注

①致思：指集中心思于某一方面。

符箓①家每举笔第一点，要在念头未起之先，谓之混沌开基，神所运也。感人以有心者常浅，而无心所感者常深，神所中也。是故老人之心不灵，而赤子之心常灵。惺②时之谋不灵，而昧③时之梦常灵。皆神之所为也。

注

①符箓：道教的一种法术，亦称"符字""墨箓""丹书"。符箓是符和箓的合称。
②惺：清醒。
③昧：糊涂。

《易》曰"天下何思何虑。"此神之真境也。圣人不思不勉①，此神之实事也。不到此际，总不能移易天命，识者慎之。

摄生三要

读经典　学养生

SHE
SHENG
SAN
YAO

存神

注

①勉：勉强。

　　道宗观妙观窍，总是聚念之方，非存神之道。然攀缘①既熟，念虑难忘，只得从此用功，渐入佳境。

注

①攀缘：攀拉援引他物而上，此处喻指心念不停攀着于外物。

　　有存泥丸①一窍者，谓神居最上。顶贯百脉，存之可以出有入无，神游八极，而失则使人善眩晕。

注

①泥丸：道教术语，脑神的别名。

　　有存眉间一窍者，谓无位真人①在面门出入，存之可以收摄圆光，失则使人火浮而面赤。

摄生三要

读经典 学养生

SHE
SHENG
SAN
YAO

存神

①无位真人：即佛道两家所说的"真我"，因其无形、
无相、无位，故称无位真人。

有存上腭者，谓齿缝玄珠①三关齐透，存
之可以通贯鹊桥②，任督③飞渡，而失则使人精
不归源。

①玄珠：内丹的别名。三关：道教内丹家术语，认
为要贯通任督二脉必须打通的关口，有前三关和
后三关共六处。

②鹊桥：舌头抵住上腭部位，俗称"搭鹊桥"。古
代养生家认为这是沟通任督二脉的桥梁。

③任督：即任督二脉。督脉循背，总督周身阳脉，
为阳脉之海；任脉沿腹，总任一身阴脉，为阴脉
之海，两脉各断于上腭和舌根。

有存心中正穴者，谓百骸万窍总通于心，
存之可以养神摄念，须发常玄，而失则使人局①
而不畅。

摄生三要

读经典 学养生

SHE
SHENG
SAN
YAO

存神

注

①局：弯曲，拘束。

有存心下寸许皮肉际者，谓卫气①起于上焦，行于脉外，生身所奉，莫贵于此，存之可以倏忽圆运，祛痰去垢，而失则使人卫胜荣②弱，或生疮疖。

注

①卫气：由水谷精微所化生而行于脉外的悍气。卫气是人体阳气的一部分，具有保卫肌表、抗御外邪的作用，所以叫作卫气。

②荣：指荣气，又叫营气，由水谷精微所化生而行于脉中之清气。其主要生理功能包括化生血液和营养全身两个方面。

有存心下脐上者，谓脾宫正位，四象①相从，存之可以实中通理，而失则使人善食而易饥。

摄
读经典 生
学养生 三
要

SHE
SHENG
SAN
YAO

注

①四象：指肝、心、肺、肾四脏。

　　有存脐内者，谓命蒂所系，呼吸所通，存之可以养育元神①，厚肠开窍，而失则使人气沉滞。

注

①元神：指人的本来自我。

　　有存下丹田①，谓气归元海，药在坤乡②，存之可以鼓动元阳③，回精入目，而失则使人阳易兴而妄泄。

注

①下丹田：人体丹田之一，位于脐下，具体位置则
　说法不一，又称元气之海。
②坤乡：坤为母，因修练出内丹如母产子，故称内
　丹生成之处为坤乡。
③元阳：肾阳，又称元阳、真阳、真火、命门之火、

先天之火。是肾脏生理功能的动力，也是生命的本元。

有存外肾一窍，以目观阳事者，谓心肾相交，其机在目，存之取坎填离①，而失则使人精液妄行。

①取坎填离：指坎离既济，心肾之气相交。

大都随守一窍，皆可收心。苟失其宜，必有祸患。惟守而无守，不取不离，斯无弊耳。老子曰："绵绵若存"。谓之曰存，则常在矣。谓之曰若，则非存矣。故道家宗旨，以空洞无涯为元窍①，以知而不守为法则，以一念不起为功夫。检尽万卷丹经，有能出此者乎！

①元窍：元本的窍穴。

摄生三要
读经典学养生
SHE
SHENG
SAN
YAO
存神

禅门止观乃存神要诀，一曰系缘守境止，如上系心一处是也；二曰制心止，不复系心一处，但觉念动，随而止之，所谓不怕念起，惟怕觉迟者也；三曰体真止，俗缘万殊，真心不动，一切顺逆等境，心不妄缘①，盖体真而住也。

注

①缘：攀缘。

观法多门，华严经事法界观，谓常观一切染净①诸法，皆如梦幻，此能观智，亦如梦幻，一切众生②，从无始来，执诸法为实有，致使起惑造业③，循环六道④。若常想一切名利怨亲，三界六道，全体不实，皆如梦幻，则欲恶自然淡泊，悲智自然增明。亦名诸法如梦幻观。

注

①染净：佛学术语，爱着之念及所爱着之法，谓之染，解脱之念及所解脱之法谓之净。

②众生：佛学术语，又名有情，即一切有情识的动物。

③起惑造业：佛学术语，生起疑惑，因此而造业。

"业"就是一种行为。善的行为就是善业，恶的行为就是恶业。每一种行为，必然有一定的后果。因此"业"即是"因"，后果是"果"。有因就必然有果。

④六道：佛学术语，世间众生因造作善不善诸业而有业报受身，此业报受身有六个去处，被称为六道。分别为：天道、阿修罗道、人道、畜生道、饿鬼道、地狱道。

又理法界观①。于中复有三门，一者，常观遍法界，惟是一味清净真如②，本无差别事相③，此能观智，亦是一味清净真如。二者，若念起时，但起觉心，即此觉心，便名为观，此虽觉心，本无起觉之相。三者，拟心即差，动念便乖，但棲心无寄，理自玄会④。亦名真如绝相观。

注

①法界：法者，诸法；界者，边际之义。指意识所缘对象之所有事物，穷极诸法的边际，故称法界。

②真如：真是真实不虚，如是如常不变，合真实不虚与如常不变二义，谓之真如。即指遍布于宇宙中真实之本体，为一切万有之根源。

③事相：有实事的或是有形相可以看得到的，都叫

摄生三要

读经典 学养生

SHE
SHENG
SAN
YAO

存神

作事相。

④玄会：玄奥的领会，指顿悟。

又事理无碍观，谓常观一切染净事法，缘
生无性，全是真理，真理全是染净事法。如观
波全是湿，湿全是波。故《起信论》^①云："虽
念诸法，自性不生，而复即念，因缘^②和合，
善恶之业，苦乐等报，不失不坏，虽念因缘善
恶业，而即念性不可得。"

注

①《起信论》：《大乘起信论》，大乘佛教重要论书，
相传为古印度马鸣著，有多种译本。

②因缘：为因与缘之并称。因，指引生结果之直接
内在原因；缘，指由外来相助之间接原因。

天台有假空中三观^①，大率类此。或单修
一观，或渐次全修。或一时齐修，皆可入道。

注

①假空中三观：佛学术语，为从假入空观、从空入
假观、中道第一义观之合并略称。乃天台宗所立。

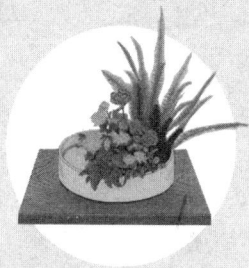

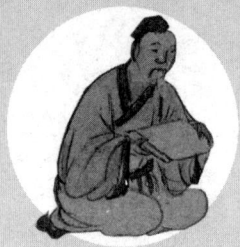

摄生消息论

修龄要指

摄生三要